一证一灸
图解手册

主编◎常小荣　刘　密　郁　舒

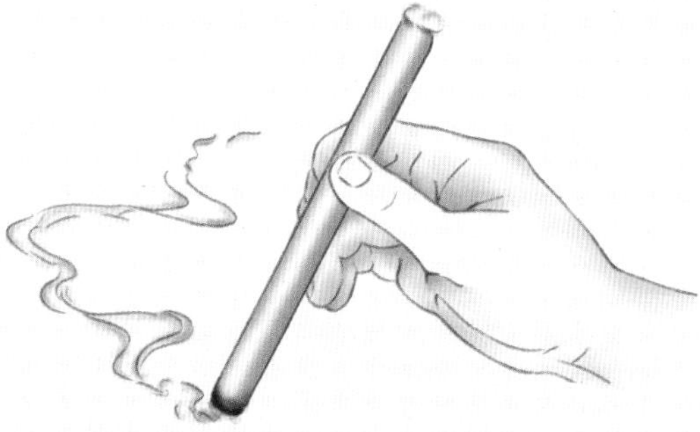

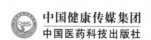

中国健康传媒集团
中国医药科技出版社

内 容 提 要

本书主要针对人们生活中的常见病、慢性病、虚损性疾病，如感冒、头痛、便秘等的康复与保健的需要，介绍了临床常用的艾灸疗法，并配有简明的真人彩色穴位图和具体的操作视频、图片。本书介绍的疗法操作简单、经济安全，可现用现查，适合普通大众使用。

图书在版编目（CIP）数据

一证一灸图解手册 / 常小荣，刘密，郁舒主编 . —北京：中国医药科技出版社，2023.4

ISBN 978-7-5214-3772-0

Ⅰ . ①一…　Ⅱ . ①常… ②刘… ③郁…　Ⅲ . ①针灸疗法—图解　Ⅳ . ① R245-64

中国国家版本馆 CIP 数据核字（2023）第 025763 号

美术编辑　陈君杞

版式设计　也　在

出版　**中国健康传媒集团** | 中国医药科技出版社

地址　北京市海淀区文慧园北路甲 22 号

邮编　100082

电话　发行：010-62227427　邮购：010-62236938

网址　www.cmstp.com

规格　880 × 1230mm 1/32

印张　5

字数　127 千字

版次　2023 年 4 月第 1 版

印次　2023 年 4 月第 1 次印刷

印刷　三河市万龙印装有限公司

经销　全国各地新华书店

书号　ISBN 978-7-5214-3772-0

定价　39.00 元

编委会

主　编　常小荣　刘　密　郁　舒

副主编　罗　坚　曹佳男　刘　琼　林海斌

编　委（按姓氏笔画排序）

丁攀婷　王　晶　王德军　方　园

尹鸿智　艾　坤　刘　倩　刘　海

刘惠娟　孙国勇　阳晶晶　李成文

李延庆　何灏龙　欧阳里知　周竞颖

钟　欢　侯　宁　侯东琳　徐　璇

黄　河　黄嘉怡　梁枝懿　曾　理

谢延科　谭舒怀

前言

艾灸疗法作为中国传统疗法的重要组成部分，以其独特的临床疗效而备受历代医家的青睐，在中医学中占有重要的地位。灸法用于防病保健有着悠久的历史，现代常称“保健灸”，古代称“逆灸”，《针灸聚英》曰：无病而先针灸曰逆。宋代太医窦材所著《扁鹊心书·须识扶阳》载：“人于无病时，常灸关元、气海、命门、中脘，虽未得长生，亦可保百余年寿矣。”关于保健灸，流传至今的还有“家有三年艾，郎中不用来”的民间谚语。

《一证一灸图解手册》由国家万人计划教学名师，全国中医药高等学校教学名师，全国针灸经络养生首席科学传播专家，第五、六批全国老中医药专家学术经验继承人指导老师常小荣教授领衔主编，依托常小荣全国名老中医药专家传承工作室，历经2年精心编撰而成。本书以疾病为切入点，简要介绍了包括内、外、妇、儿、皮肤、五官、急证在内的四十个常见疾病的艾灸操作，文末配有常见保健穴位及常用技法简介，全书采用卡通图片配合真人穴位图，以通俗易懂的文字描述、灸疗操作视频的形式，直观地展示给读者，使普通百姓也能跟着本书对证识穴施灸，真正达到“看得懂、学得会、用得上”。

本书在编写过程中，经多次交叉审稿、校稿，但仍难免有诸多不尽如人意之处，衷心希望读者不吝指正，以便再版时改正。

常小荣全国名老中医药专家传承工作室

常小荣国家教学名师工作室

2023年1月

目录

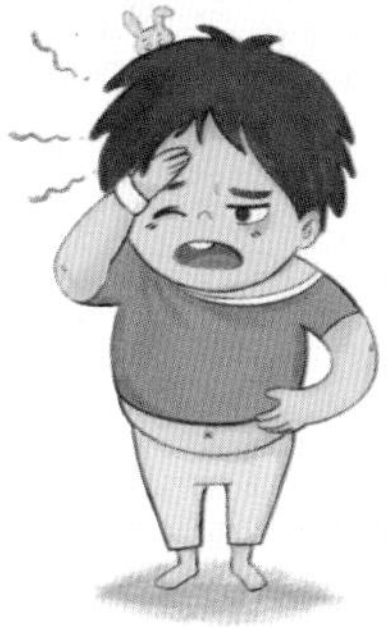

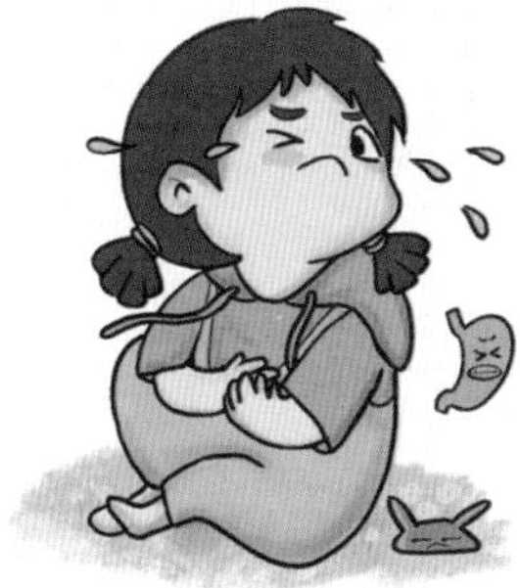

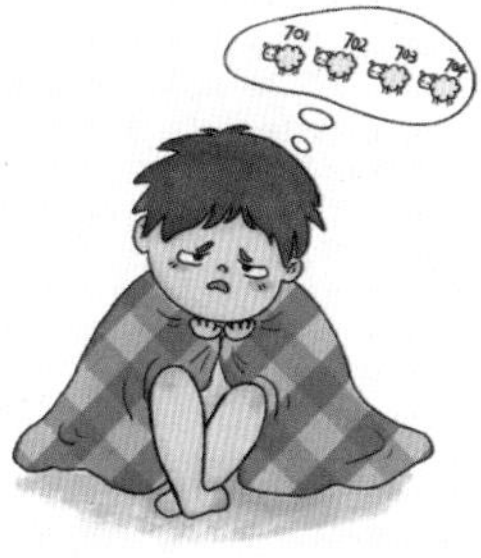

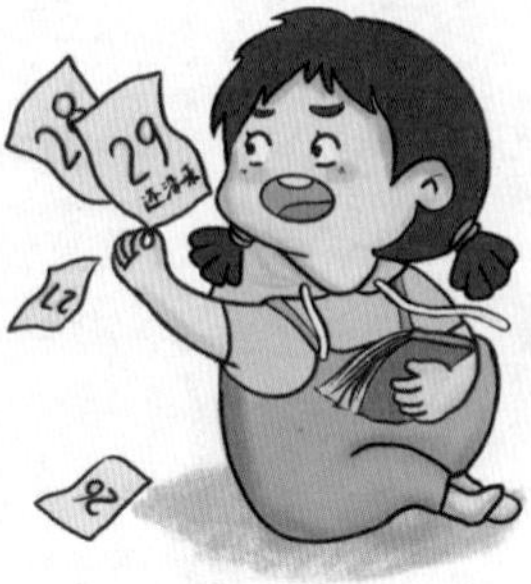

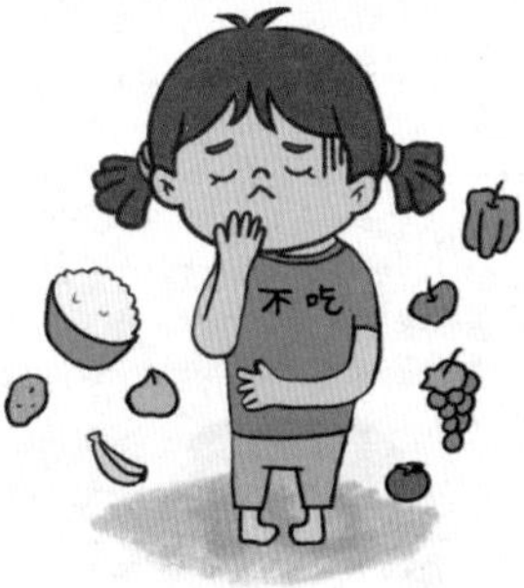

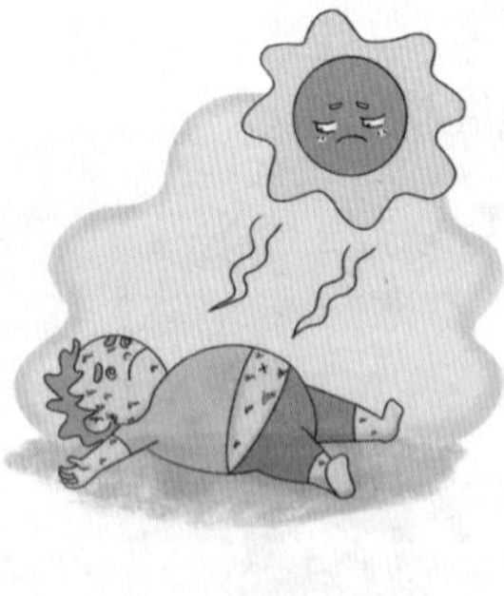

附录

头痛

头痛是临床上一种常见的自觉症状，可单独出现，亦见于多种疾病的过程中。

主要症状

根据发病部位可以分为前额（阳明）头痛，两侧（少阳）头痛，巅顶（厥阴）头痛，后脑（太阳）头痛。

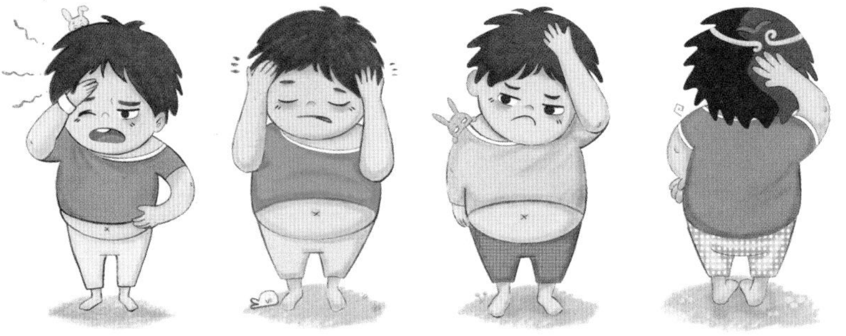

阳明头痛　　少阳头痛　　厥阴头痛　　太阳头痛

穴位选择

主穴 百会、太阳、风池、合谷。

配穴 外感头痛配风府；肝阳头痛配行间；痰浊头痛配丰隆；瘀血头痛配血海、膈俞。

穴位定位

百会　在头部，前发际正中直上5寸，或折耳两耳尖连线的中点。

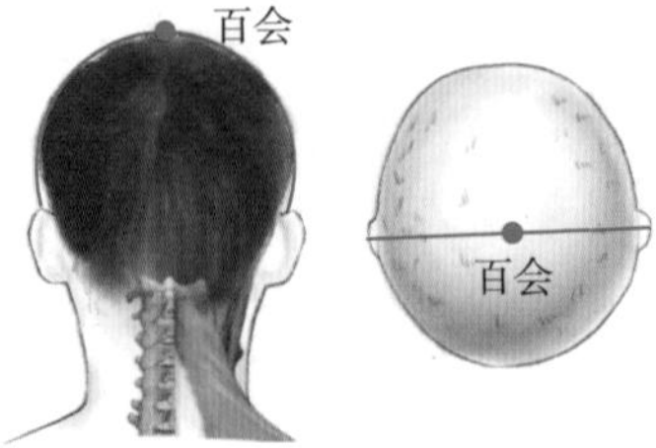

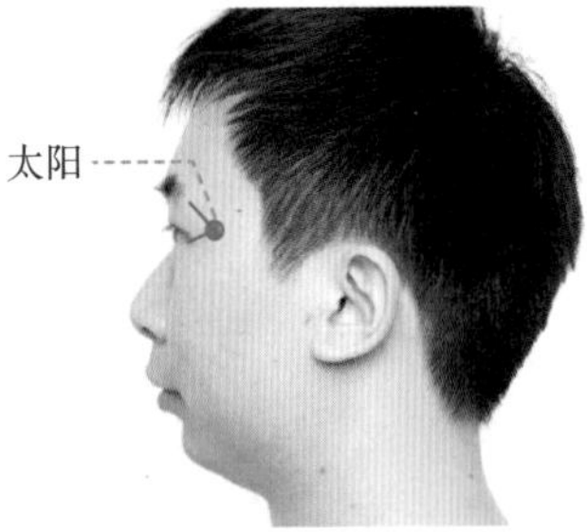

太阳　在面部，眉梢与目外眦之间，向后约一横指的凹陷中。

风池　在颈后区，胸锁乳突肌上端与斜方肌上端之间的凹陷中。

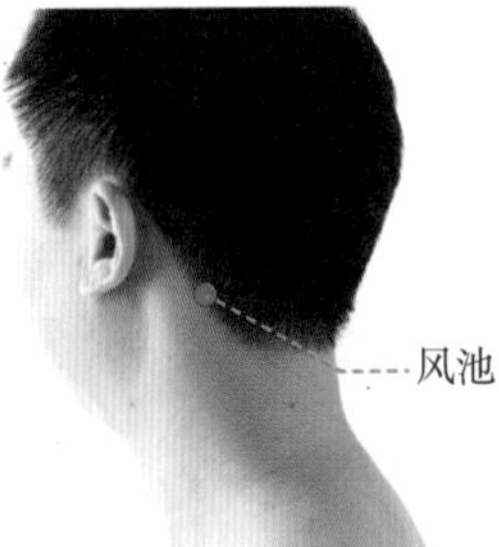

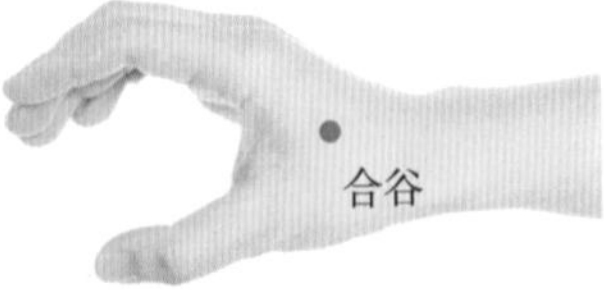

合谷　在手背部，第2掌骨桡侧的中点处。

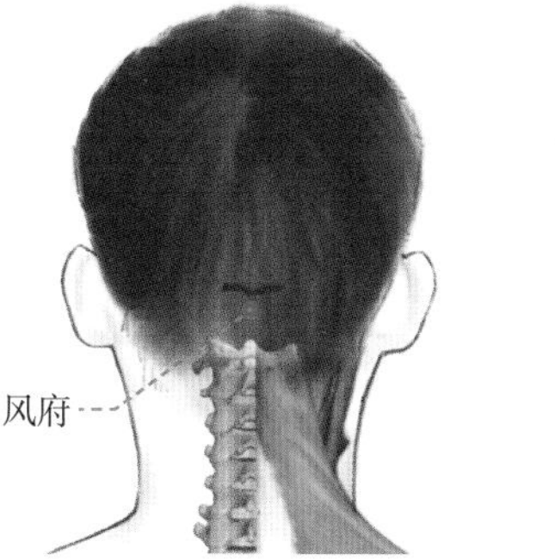

风府　在枕后区，颈外隆凸直下，两斜方肌之间凹陷中。

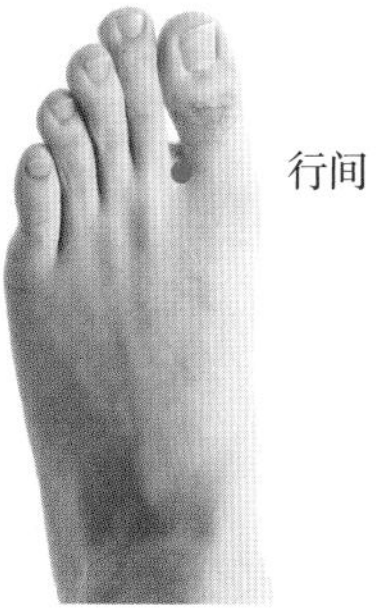

行间　在足背，第1、2趾间，趾蹼缘后方赤白肉际处。

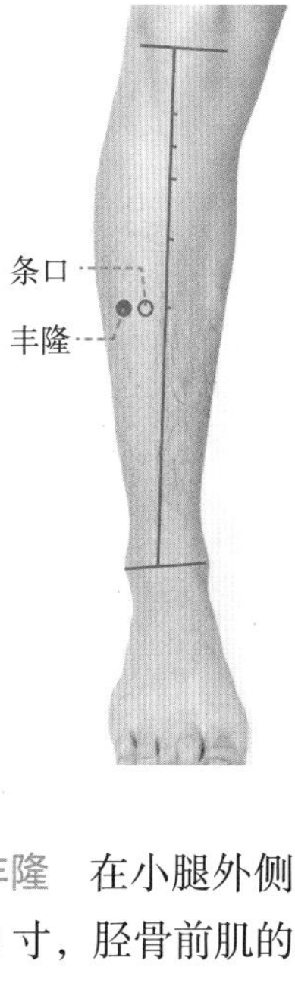

丰隆　在小腿外侧，外踝尖上8寸，胫骨前肌的外缘。

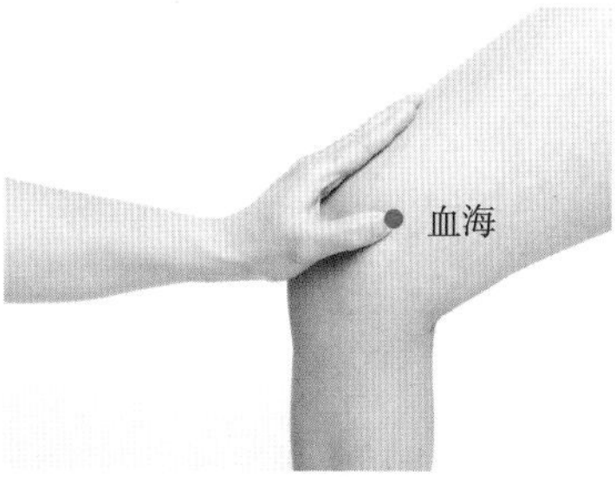

血海　在膝盖内侧上方，掌心包住髌骨，拇指与手掌呈45°，拇指指尖处即为本穴。

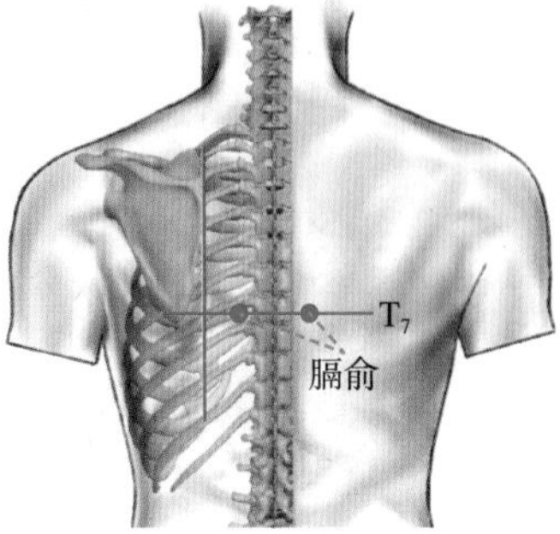

膈俞　在脊柱区，第7胸椎棘突下后正中线旁开1.5寸。

艾灸操作

以上穴位均可使用艾条温和灸，每穴每次灸3~5分钟，艾条燃烧端距离皮肤2~3cm。

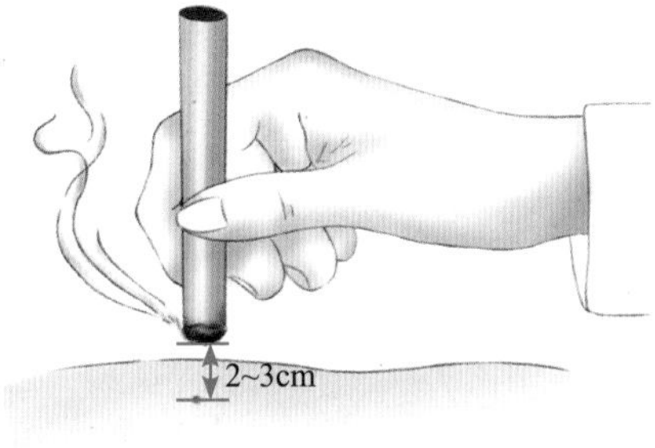

注意事项

1. 灸疗可以改善头痛的症状。
2. 重症头痛患者禁灸。
3. 灸疗期间，宜多饮温水，保持室内通风，少去公共场所。

眩　晕

眩晕是以头晕目眩、视物旋转为主要表现的一类病症。

主要症状

眩晕的主要症状有头晕目眩、视物旋转，可伴随呕吐。

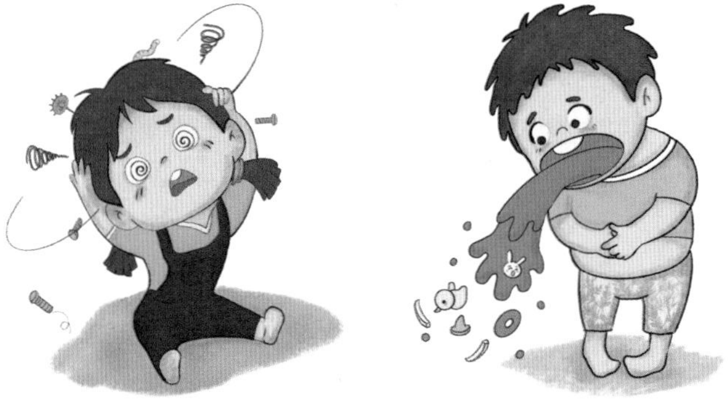

穴位选择

主穴 百会、内关、风池、太冲。

配穴 实证配行间、阿是穴；虚证配脾俞、气海。

穴位定位

百会　在头部，前发际正中直上5寸，或折耳两耳尖连线的中点。

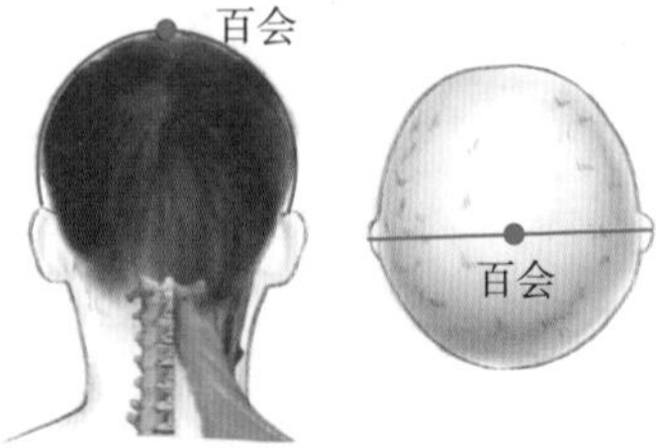

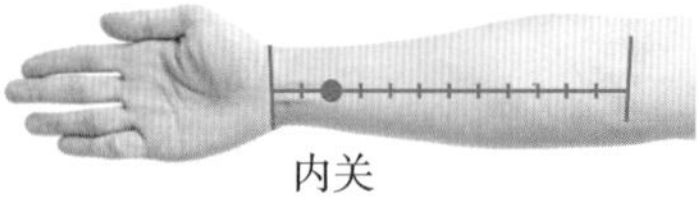

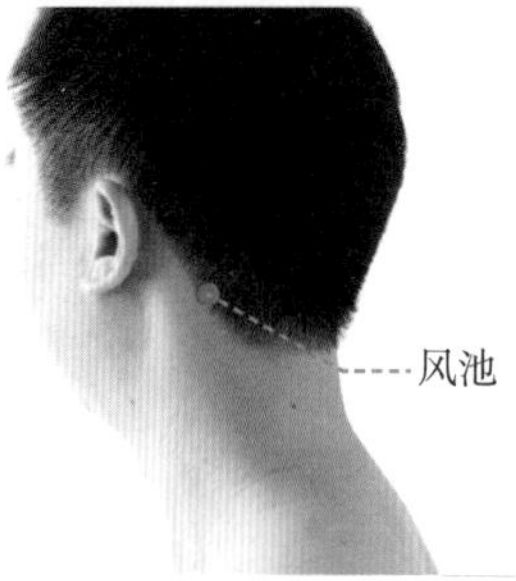

内关　在前臂掌侧，腕横纹上2寸，两筋之间。

风池　在颈后区，胸锁乳突肌上端与斜方肌上端之间的凹陷中。

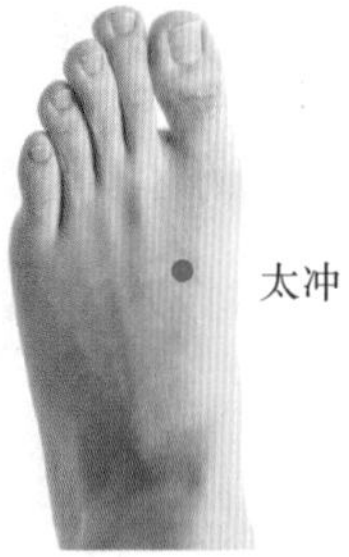

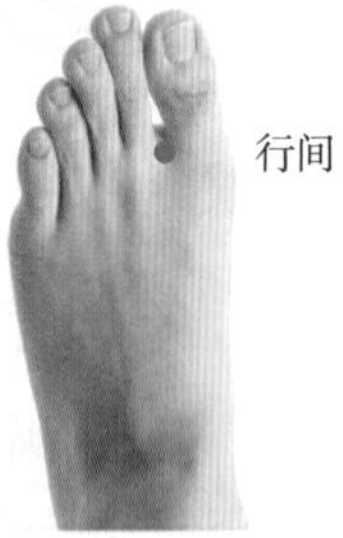

太冲　在足背，第1、2跖骨间，跖骨底结合部前方凹陷中。

行间　在足背，第1、2趾间，趾蹼缘后方赤白肉际处。

脾俞　在脊柱区，第11胸椎棘突下，后正中线旁开1.5寸。

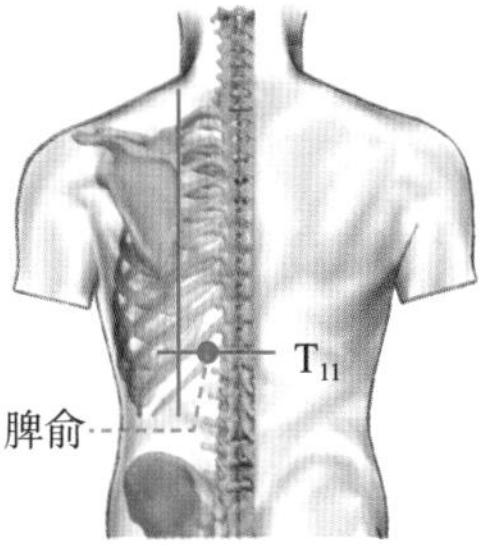

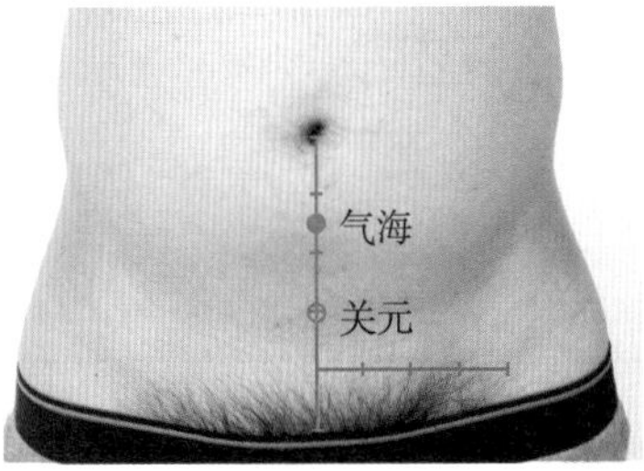

气海　在下腹部，前正中线上，当肚脐与关元（见附录一）连线中点。

艾灸操作

以上穴位均可使用艾条雀啄灸，每穴每次灸15~20分钟。

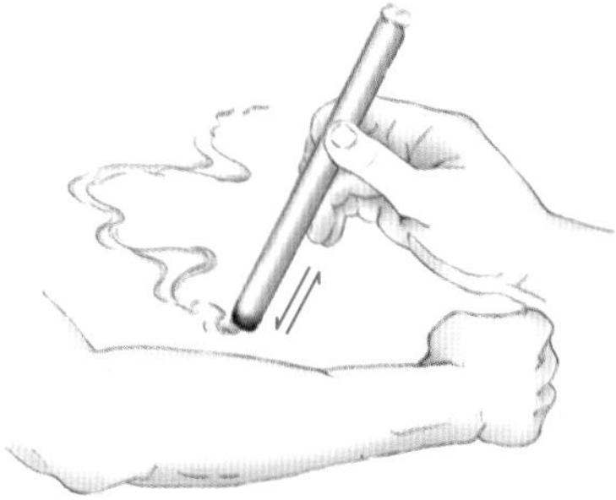

注意事项

1. 灸疗可以改善眩晕的症状。
2. 重症眩晕患者禁灸。
3. 灸疗期间，宜多饮温水，保持室内通风，少去公共场所。

面　瘫

面瘫是以面部表情肌群运动功能障碍为主要特征的一种疾病，也称面神经炎，俗称面瘫。

主要症状

面瘫主要以口眼歪斜为症状，最基本的抬眉、闭眼、鼓腮等动作都无法完成。

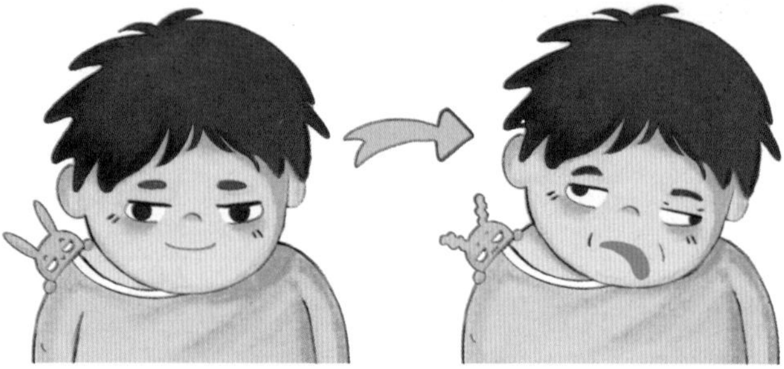

穴位选择

主穴　阳白、地仓、合谷、太冲。

配穴　风寒证配风池，风热证配曲池，气血不足配足三里。

穴位定位

阳白　在头部，眉上1寸，瞳孔之上。

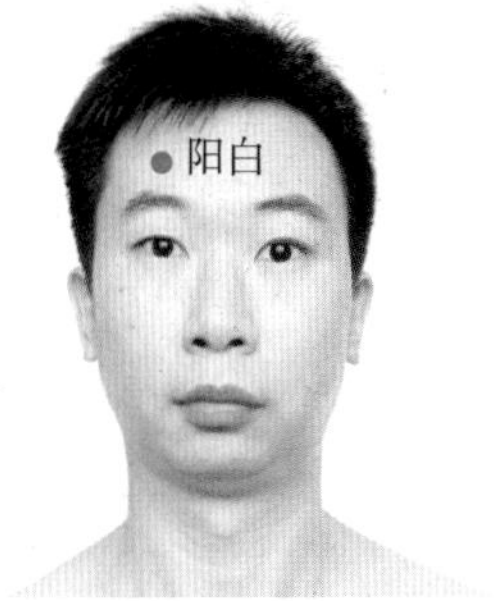

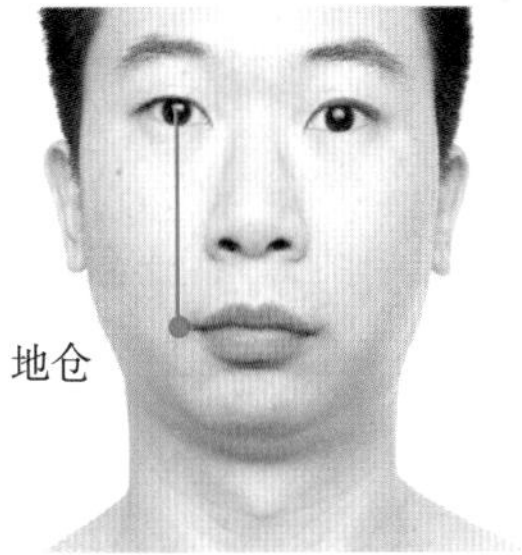

地仓　在面部，口角外侧，上直对瞳孔。

合谷　在手背，第2掌骨桡侧的中点处。

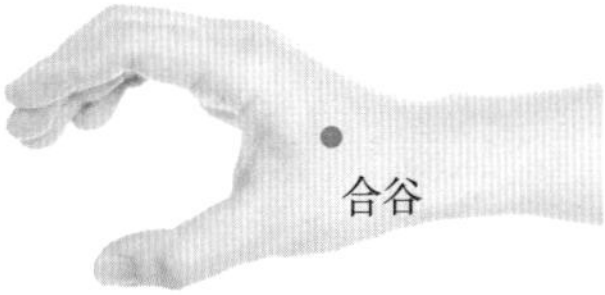

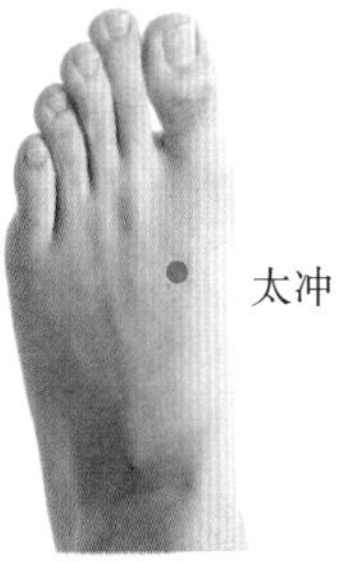

太冲　在足背，第1、2跖骨间，跖骨底结合部前方凹陷中。

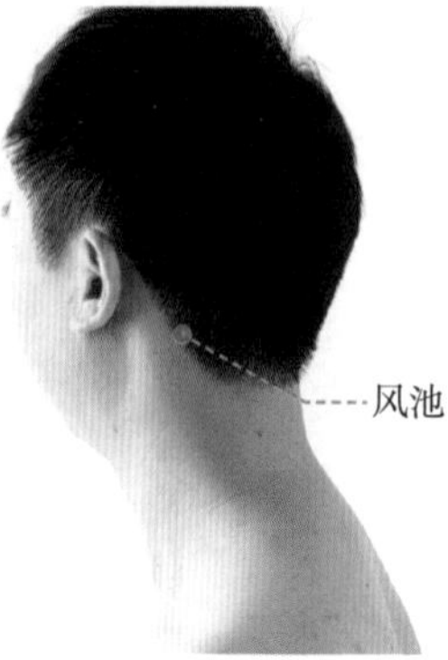

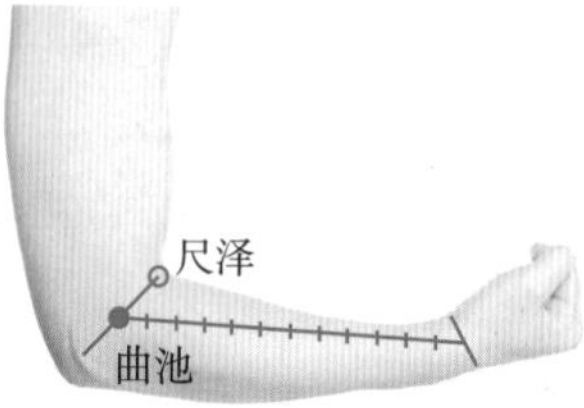

风池　在颈后区，枕骨之下，胸锁乳突肌上端与斜方肌上端之间的凹陷中。

曲池　在肘区，尺泽（见附录一）与肱骨外上髁连线的中点凹陷处。

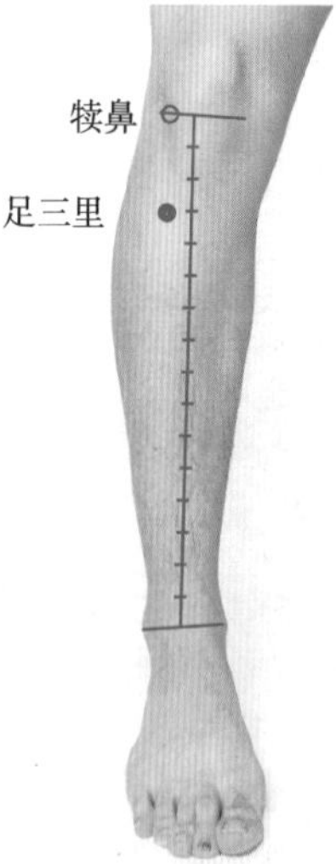

足三里　在小腿前外侧，当犊鼻（见附录一）下3寸，距胫骨前缘一横指。

艾灸操作

以上穴位均可使用艾条回旋灸，每穴每次灸10~15 分钟。

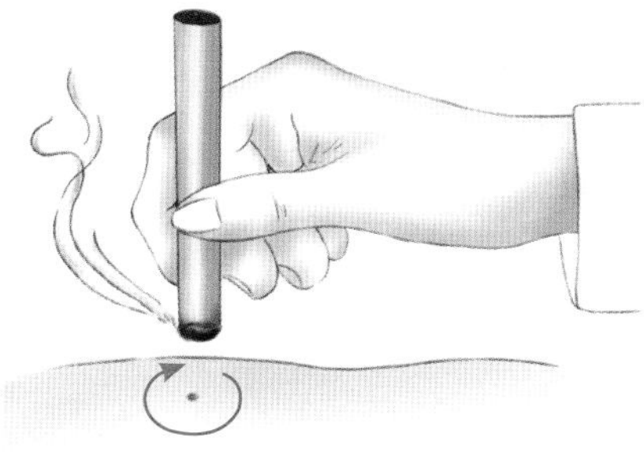

注意事项

1. 灸疗面部过程中，注意询问患者感受，切勿烫伤患者面部。
2. 灸疗期间，宜多饮温水，保持室内通风，少去公共场所。

感 冒

感冒是以鼻塞、流涕、咳嗽、头痛、恶寒发热、全身酸楚等为主要表现的一类病症。

主要症状

恶寒发热，头痛咳嗽，鼻塞流涕，咽喉不适。

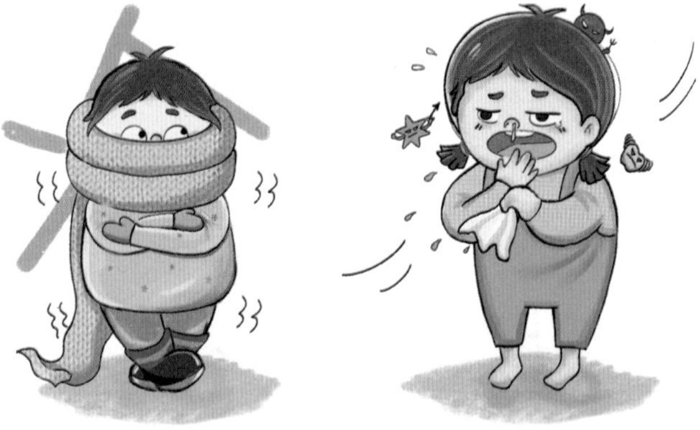

穴位选择

主穴 列缺、合谷、风池、大椎。

配穴 风寒证配肺俞；风热证配曲池；暑湿证配足三里。

穴位定位

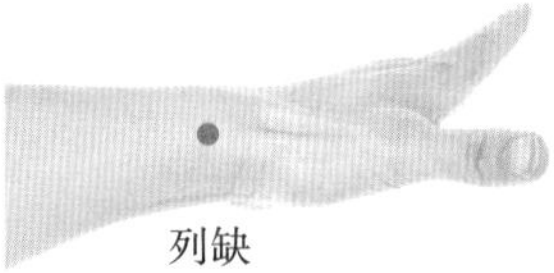

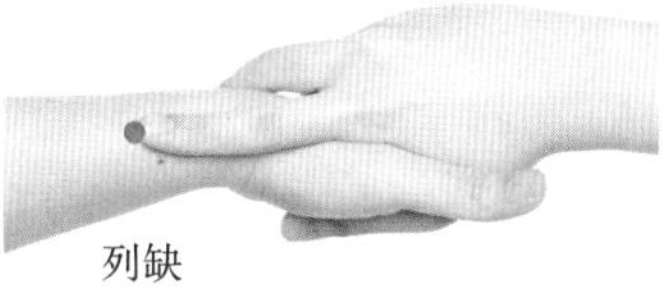

列缺　双手虎口交叉，食指指尖所指之处即为本穴。

合谷　在手背，第 1、2 掌骨间，第 2 掌骨桡侧的中点处。

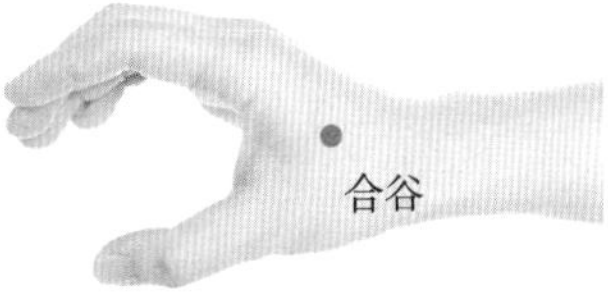

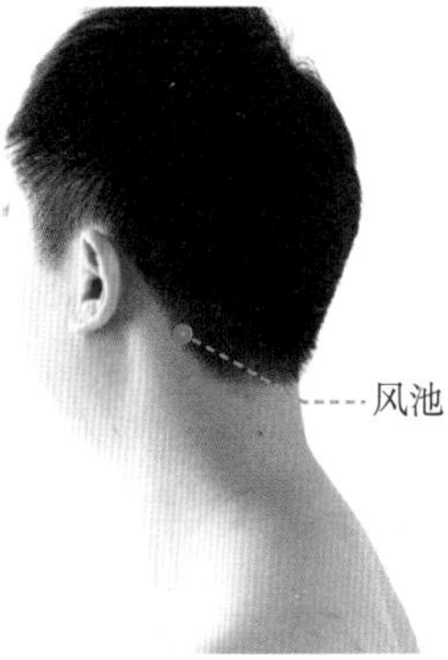

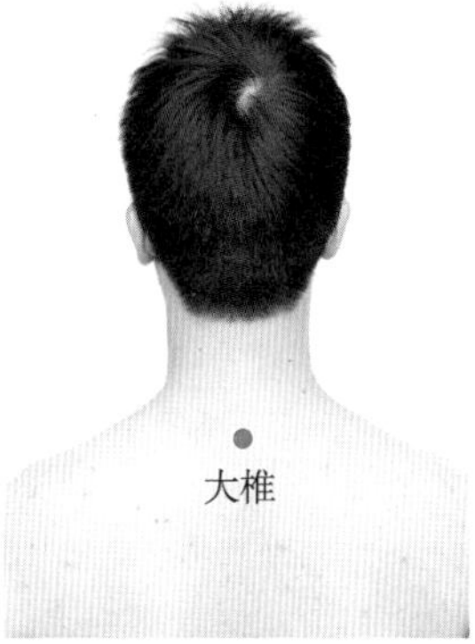

风池　在颈后区，枕骨之下，胸锁乳突肌上端与斜方肌上端之间的凹陷中。

大椎　在脊柱区，后正中线上，第 7 颈椎棘突下凹陷中。

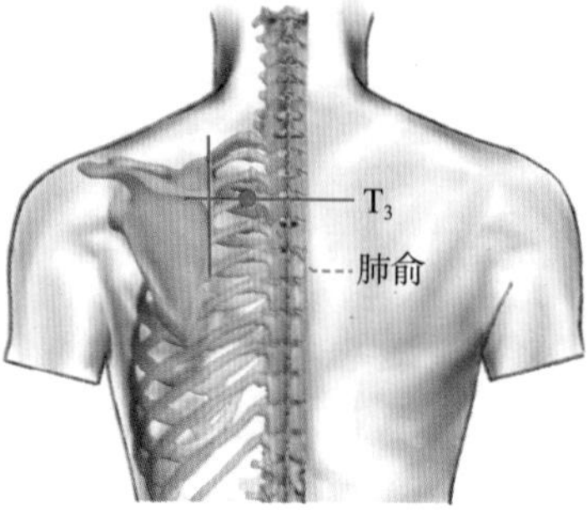

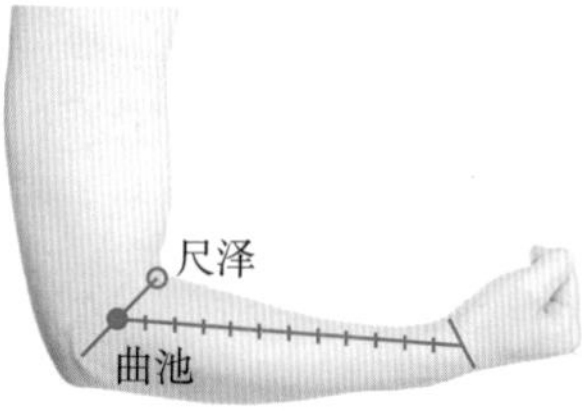

肺俞　在背部，当第 3 胸椎棘突下，旁开 1.5 寸。

曲池　在肘区，在尺泽（见附录一）与肱骨外上髁连线中点凹陷处。

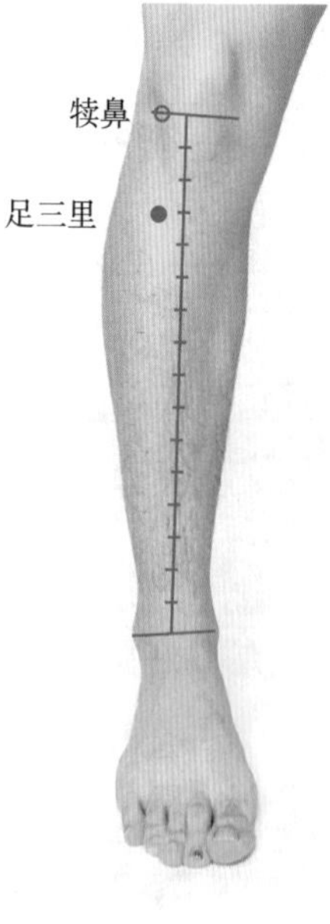

足三里　在小腿前外侧，当犊鼻（见附录一）下 3 寸，距胫骨前缘一横指。

艾灸操作

以上穴位均可使用艾条回旋灸，也可配合局部刮痧、拔罐，每穴每次灸5~10分钟。

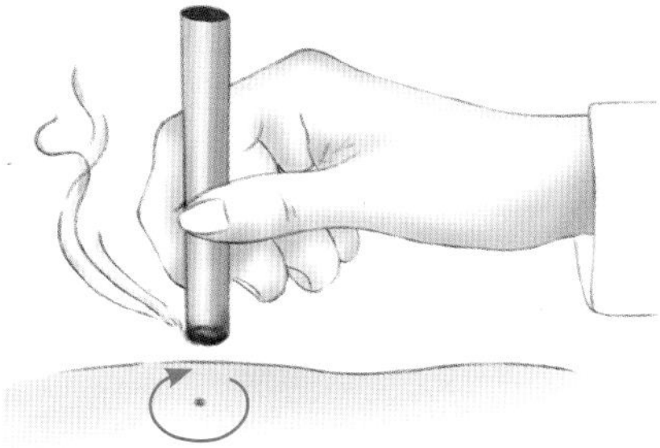

注意事项

1. 灸疗可以改善感冒所引发的发热、头痛、咳嗽等不适症状。
2. 风热证和暑湿证发热较高者不宜灸疗，发热不高者适宜灸疗。
3. 灸疗期间，宜多饮热水，保持室内通风，少去公共场所。

心悸

心悸是指自觉心中悸动，心跳或快或慢，呈阵发性或持续不解，常伴有神情紧张，心慌不安，胸闷气短。

主要症状

自觉心中悸动，时作时息，并有善喜易怒，坐卧不安，甚者不能自主。

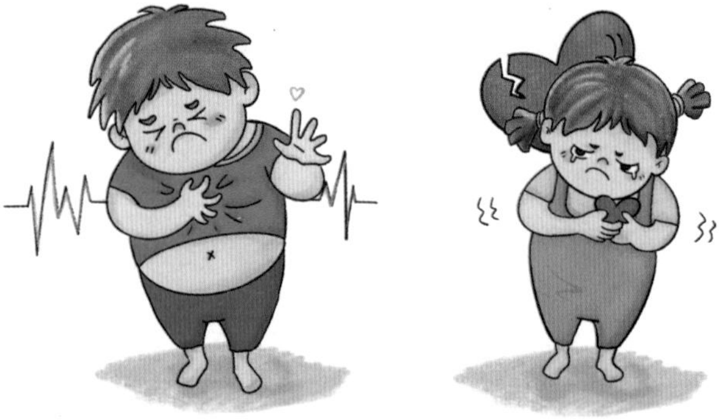

穴位选择

主穴 神门、郄门、内关、心俞。

配穴 心血不足配脾俞、足三里；阴虚火旺配太溪、三阴交。

穴位定位

神门　位于腕部，腕掌侧横纹尺侧端，尺侧腕屈肌肌腱的桡侧凹陷处。

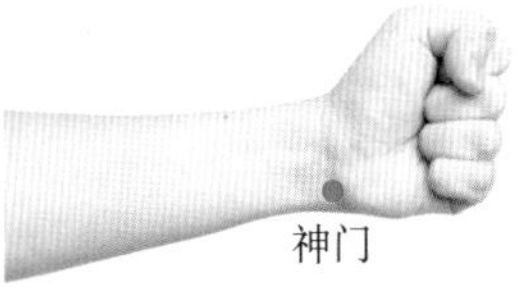

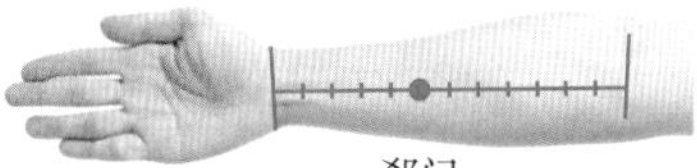

郄门　位于前臂掌侧，腕横纹与肘横纹中点下 1 寸，两筋之间。

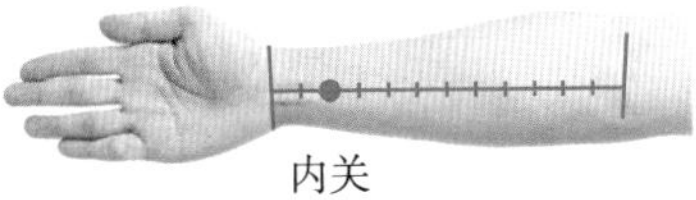

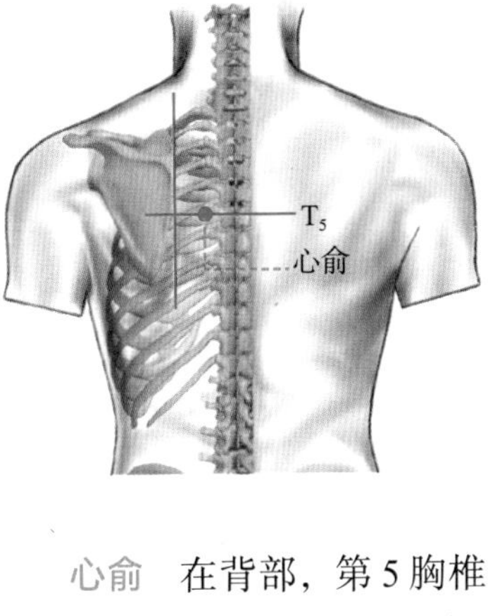

内关　在前臂掌侧，腕横纹上 2 寸，两筋之间。

心俞　在背部，第 5 胸椎棘突下，后正中线旁开 1.5 寸。

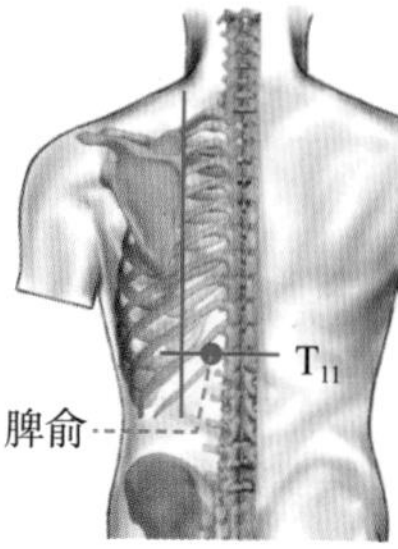

脾俞　在脊柱区，第11胸椎棘突下，后正中线旁开1.5寸。

太溪　位于足部内侧，在足内踝与跟腱之间的凹陷处。

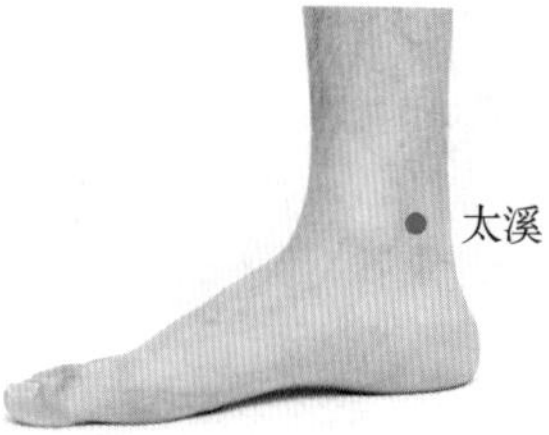

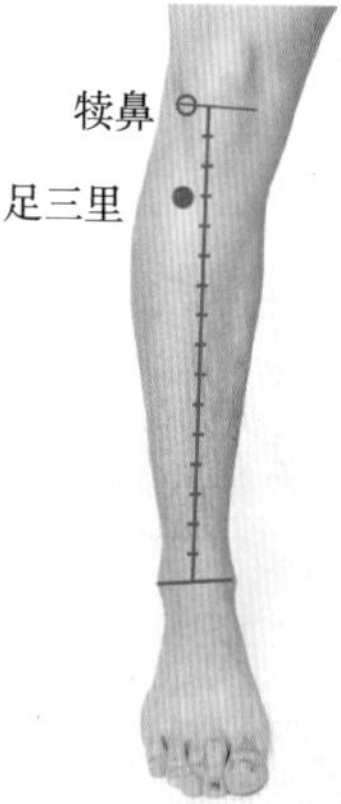

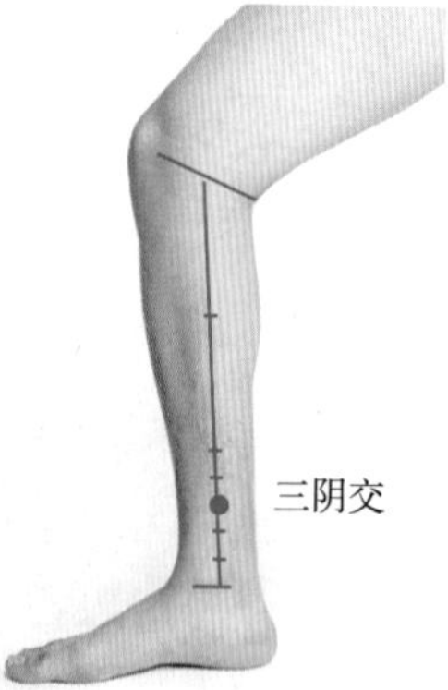

足三里　在小腿前外侧，当犊鼻（见附录一）下3寸，距胫骨前缘一横指。

三阴交　位于小腿内侧，当足内踝尖上3寸，胫骨内侧缘后方。

艾灸操作

以上穴位可使用艾条温和灸，每穴每次灸10~15分钟，艾条燃烧端距离皮肤2~3cm。

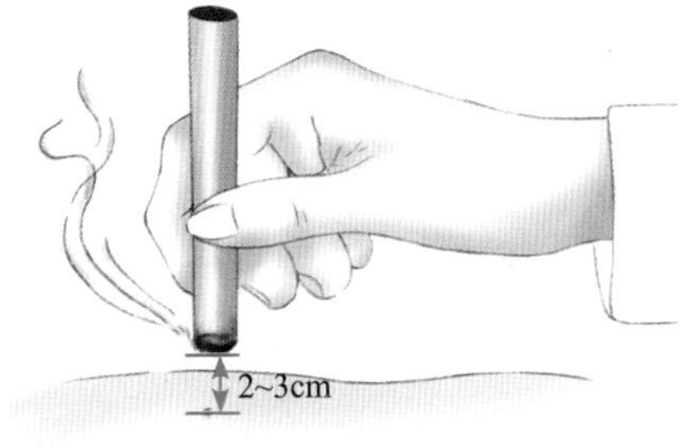

注意事项

1. 灸疗对心悸有较好疗效，但不宜用于治疗阴虚火旺引起的心悸。
2. 心悸可由多种疾病引起，应及时查明病因，积极治疗原发病。
3. 若是心脏病出现心衰趋向，应该及时采取综合治疗，避免耽误病情。

不寐

不寐又叫失眠，轻者入睡困难或易醒，醒后难以入睡；重者彻夜难眠。

主要症状

入睡难、易惊醒、多梦，甚则彻夜不眠。

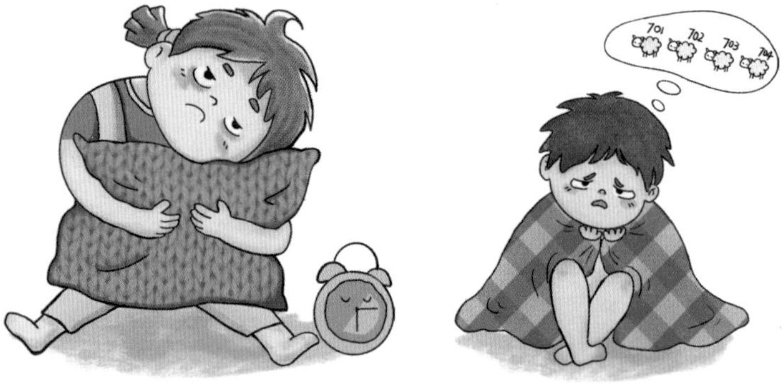

穴位选择

主穴 安眠、神门、照海、申脉。

配穴 肝火扰心配行间；痰热扰心配丰隆、劳宫；心脾两虚配心俞、脾俞。

穴位定位

安眠 在翳风与风池两穴连线之中点。翳风位于乳突与下颌角之间的凹陷中，风池位于胸锁乳突肌与斜方肌上端之间的凹陷中。

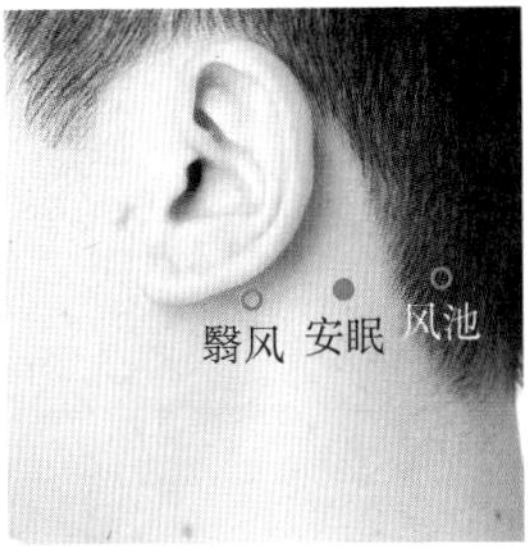

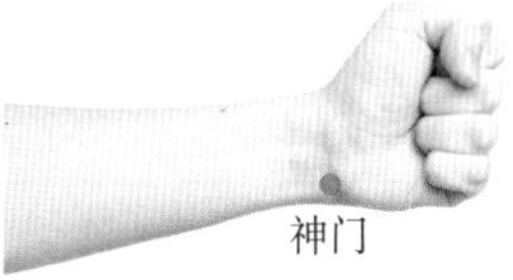

神门 位于腕部，腕掌侧横纹尺侧端，尺侧腕屈肌肌腱的桡侧凹陷处。

照海 在踝区，内踝尖下1寸，内踝下缘边际凹陷中。

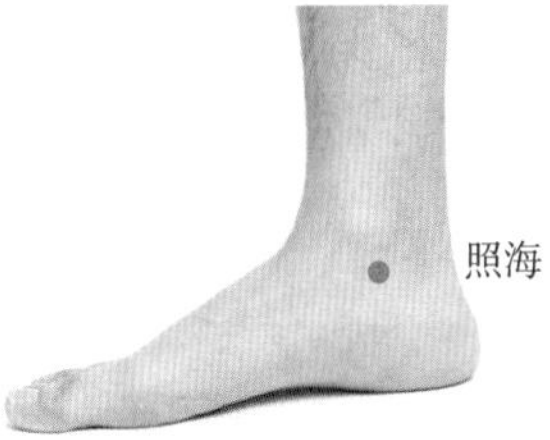

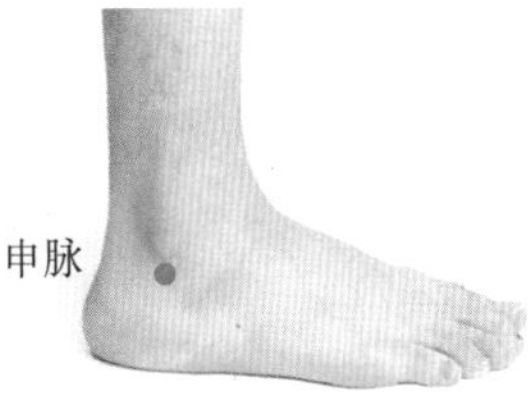

申脉 在足外侧部，外踝尖直下，外踝下缘与根骨之间的凹陷中。

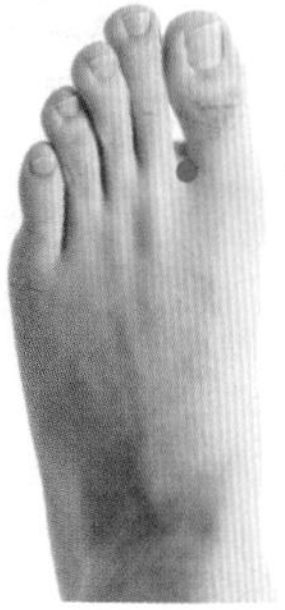

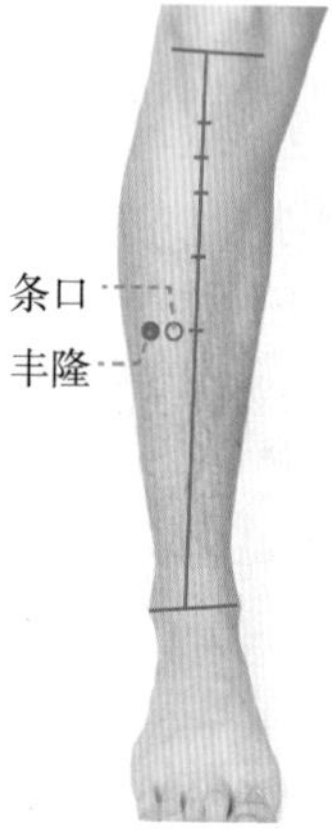

行间　在足背，第 1、2 趾间，趾蹼缘后方赤白肉际处。

丰隆　在小腿外侧，外踝尖上 8 寸，胫骨前肌的外缘。

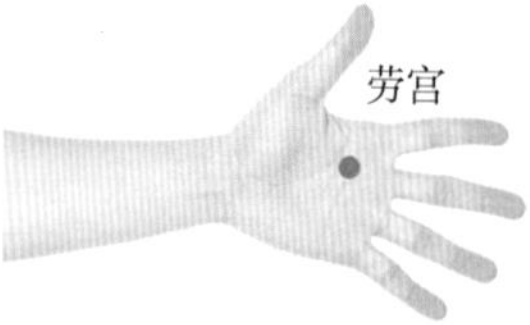

劳宫　在掌区，横平第 3 掌指关节近端，第 2、3 掌骨之间，偏于第 3 掌骨。

心俞　在背部，第 5 胸椎棘突下，后正中线旁开 1.5 寸。

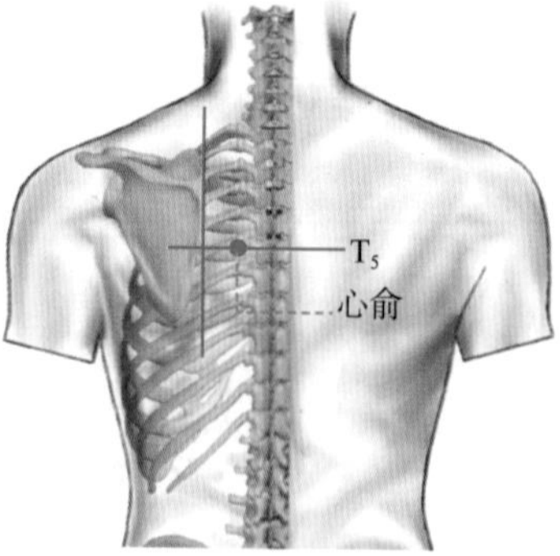

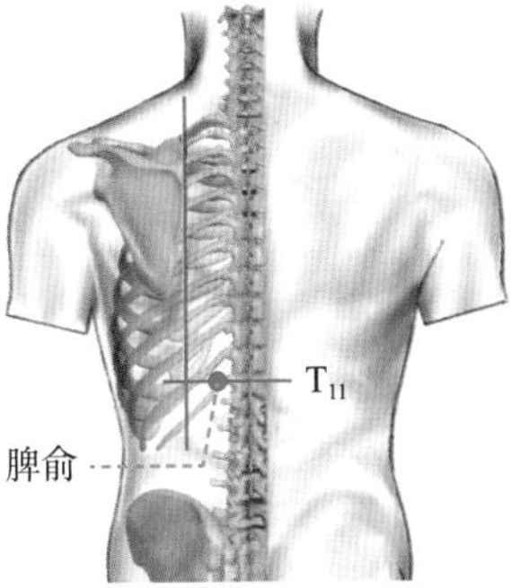

脾俞 在脊柱区，第11胸椎棘突下，后正中线旁开1.5寸。

艾灸操作

使用艾条温和灸上述穴位，每穴每次灸10~15分钟，艾条燃烧端距离皮肤2~3cm。

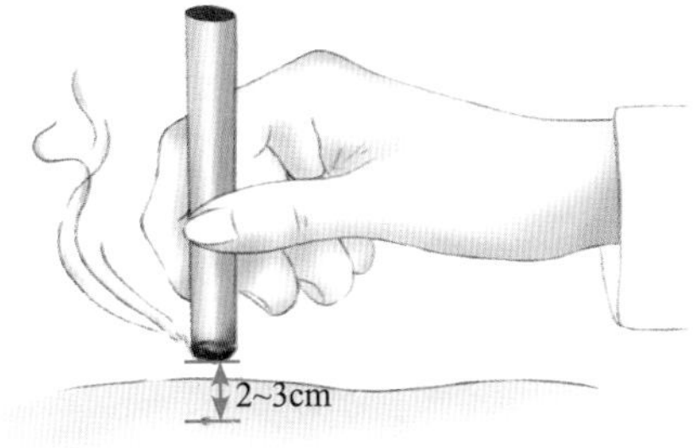

注意事项

1. 灸疗对失眠疗效较好，尤其针对心脾两虚引起的失眠疗效显著。
2. 灸疗前应完善相关检查，查明病因，积极治疗原发病，适当结合情志调节、心理治疗。

咳 嗽

咳嗽是指发出咳声或咳吐痰液为主症的病症，“咳”指有声无痰，“嗽”指有痰无声，临床一般多声与痰并见，故称咳嗽。

主要症状

咳嗽病程较短，起病较急，咳嗽声重，咽喉作痒。

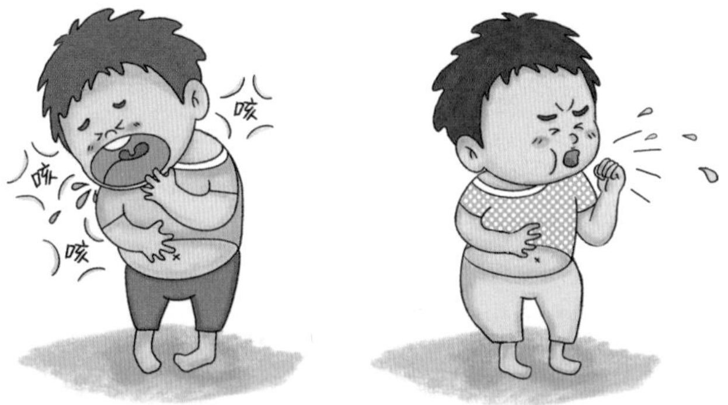

穴位选择

主穴 列缺、合谷、风池。

配穴 风寒证配风门；风热证配大椎；痰湿证配丰隆；肝火犯肺配行间。

穴位定位

列缺　双手虎口交叉，食指指尖所指之处即为本穴。

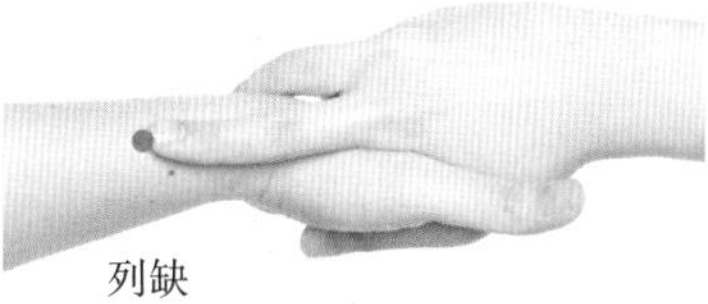

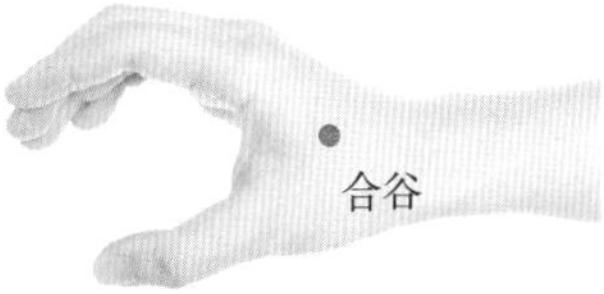

合谷　在手背，第1、2掌骨间，第2掌骨桡侧的中点处。

风池　在颈后区，胸锁乳突肌上端与斜方肌上端之间的凹陷中。

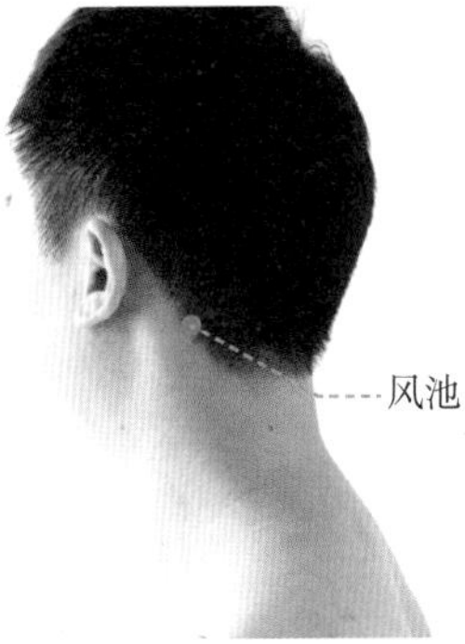

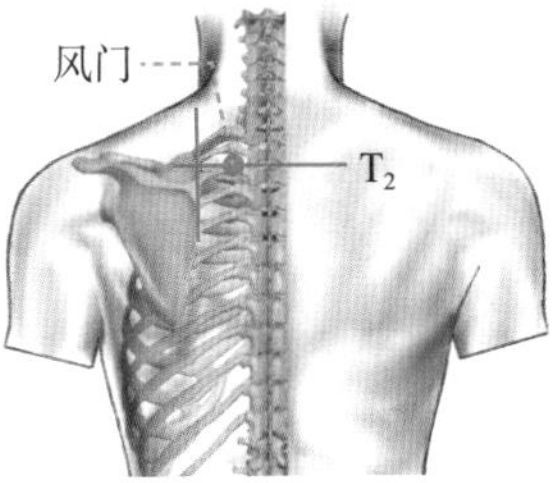

风门　在脊柱区，第2胸椎棘突下，后正中线旁开1.5寸。

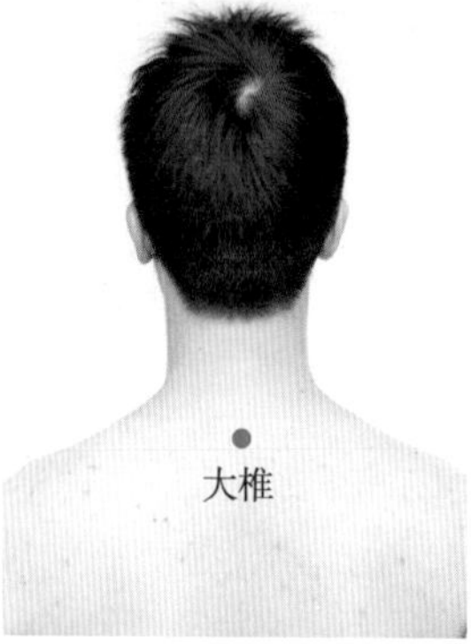

大椎　在脊柱区，后正中线上，第 7 颈椎棘突下凹陷中。

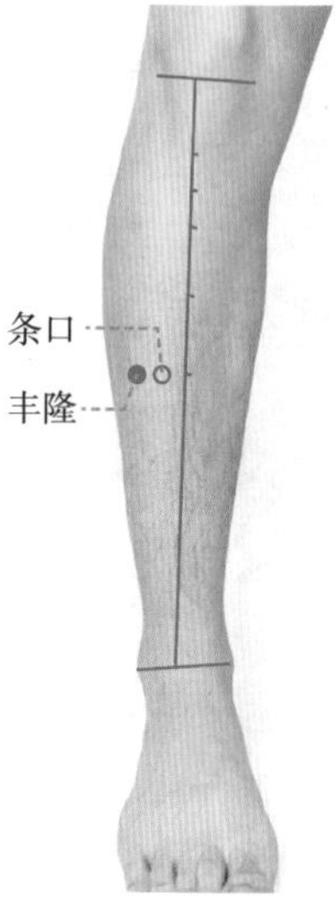

丰隆　在小腿外侧，外踝尖上 8 寸，胫骨前肌的外缘，条口外侧一横指处。

行间　在足背，第 1、2 趾间，趾蹼缘后方赤白肉际处。

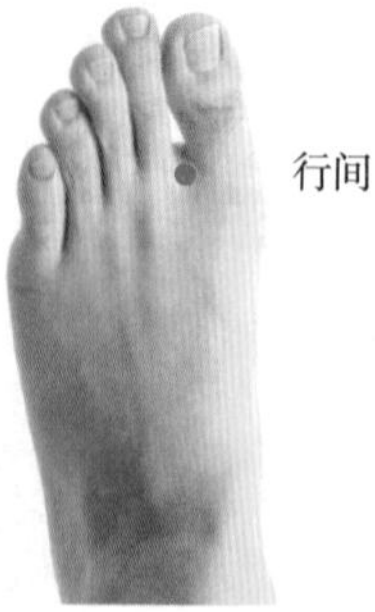

艾灸操作

以上穴位均可使用艾条回旋灸，也可配合局部刮痧、拔罐，每穴每次灸5~10分钟。

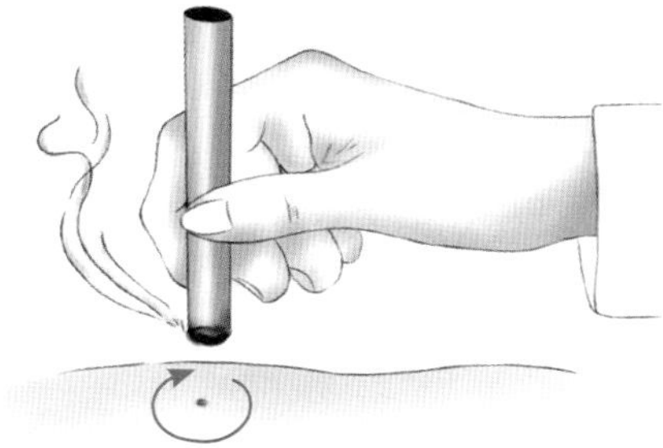

注意事项

1. 若出现高热、咯吐浓痰、胸闷气短等重症，应及时采取综合治疗措施。
2. 适当进行心肺功能锻炼，提高免疫力，戒烟对咳嗽的治疗十分重要。
3. 灸疗过程中注意保持室内通风，避免灸烟过浓引起不适。

便 秘

便秘是指大便秘结，排便周期或时间延长，常常数日一次，或虽有便意但排便不畅的病症。

主要症状

大便秘结不通，排便艰涩难结，伴有口干口臭，喜冷饮。

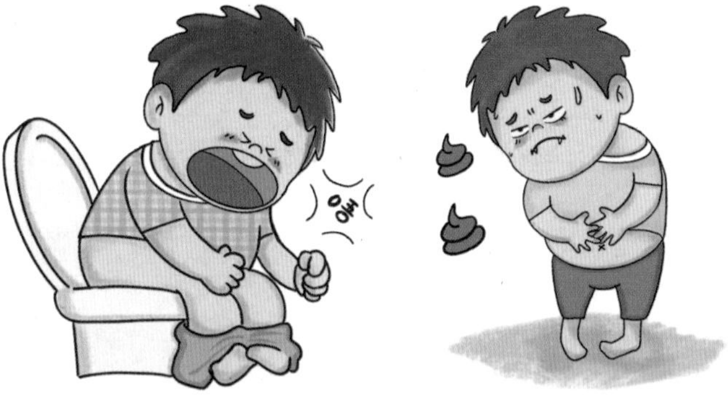

穴位选择

主穴 天枢、大肠俞、支沟。

配穴 热秘配合谷；气秘配中脘；冷秘配神阙；虚秘配关元。

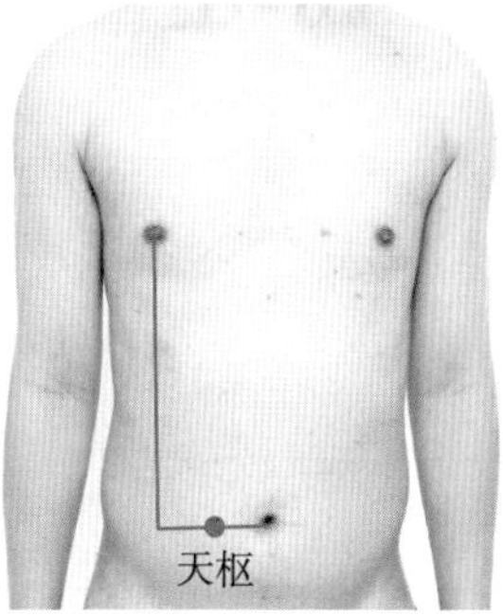

天枢　在腹部，肚脐旁开 2 寸。

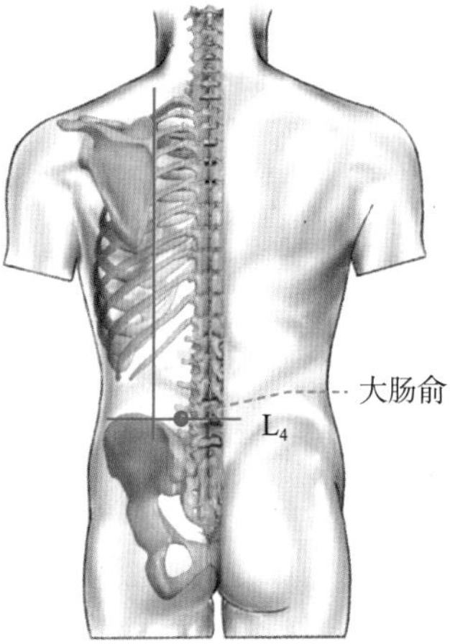

大肠俞　在腰部，当第 4 腰椎棘突下，旁开 1.5 寸。

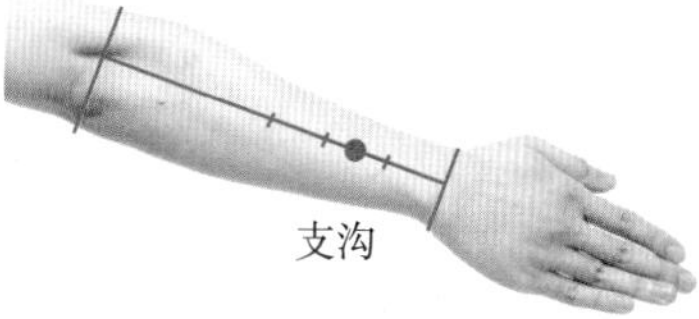

支沟　在前臂背侧，尺骨与桡骨之间，腕背横纹上 3 寸。

合谷　在手背，第2掌骨桡侧的中点处。

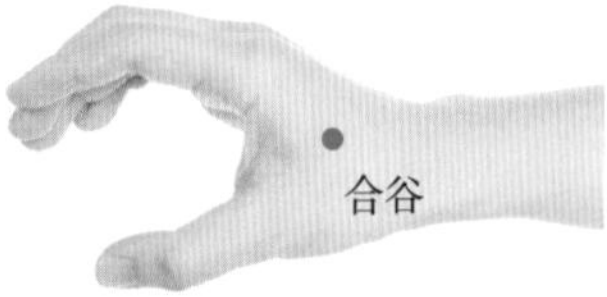

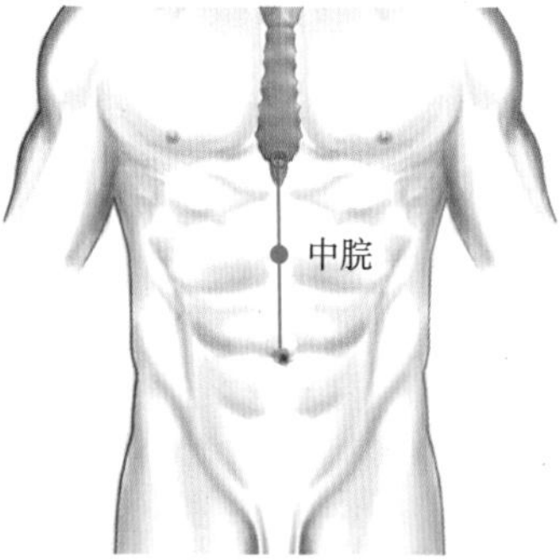

中脘　在上腹部，前正中线上，脐中上4寸。

神阙　在脐区，脐中央。

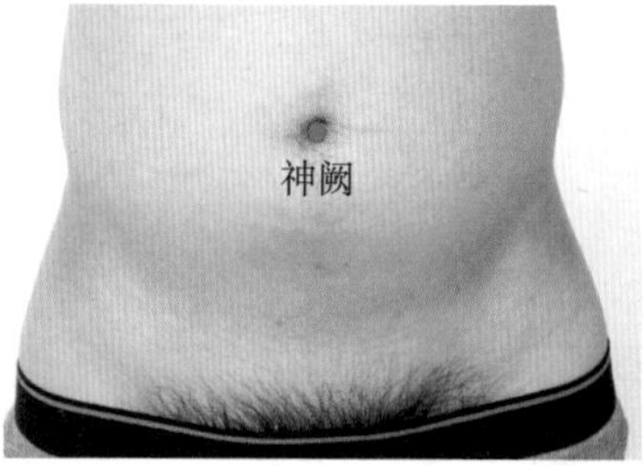

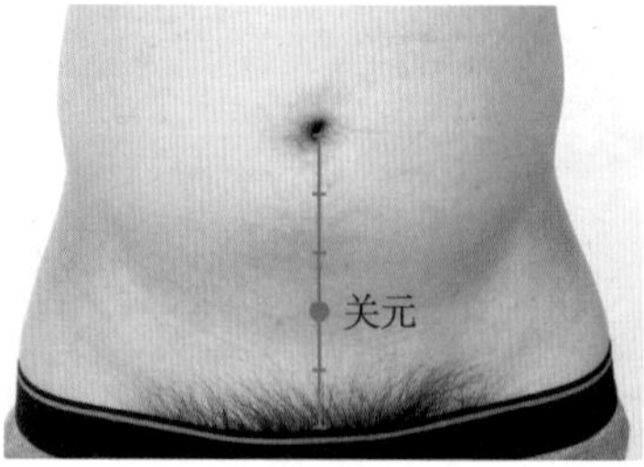

关元　在下腹部，前正中线上，脐中下3寸。

艾灸操作

以上穴位均可使用艾条温和灸，每穴每次灸5~10分钟，艾条燃烧端距离皮肤2~3cm。

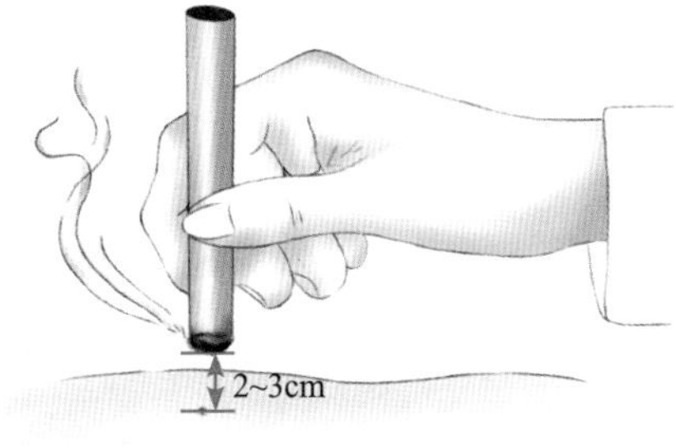

注意事项

1. 灸疗不适宜用于热性便秘，一般适宜于寒性便秘。
2. 灸疗期间，宜多饮温水，适量运动。

泄　泻

泄泻是以大便次数增多、便质清稀甚至如水样或完谷不化为主症的病证，也称腹泻。

主要症状

大便次数增多、便质清稀甚至如水样或完谷不化，多伴有腹痛、肠鸣等症状。

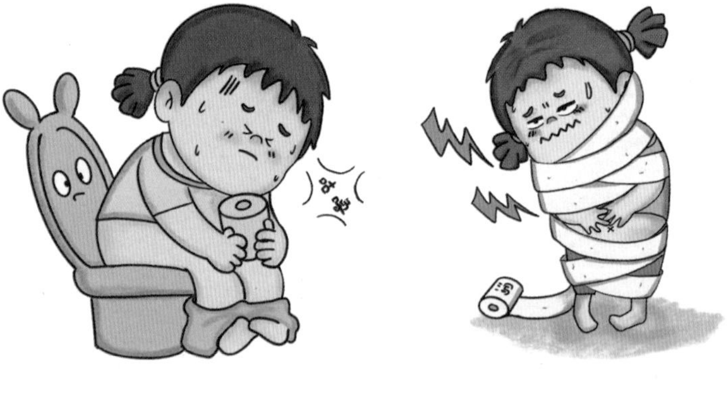

穴位选择

主穴　天枢、上巨虚、阴陵泉、水分。

配穴　寒湿内盛配脾俞；食滞肠胃配梁门；脾胃虚弱配足三里；肾阳虚衰配命门。

穴位定位

天枢　在腹部，肚脐旁开 2 寸处。

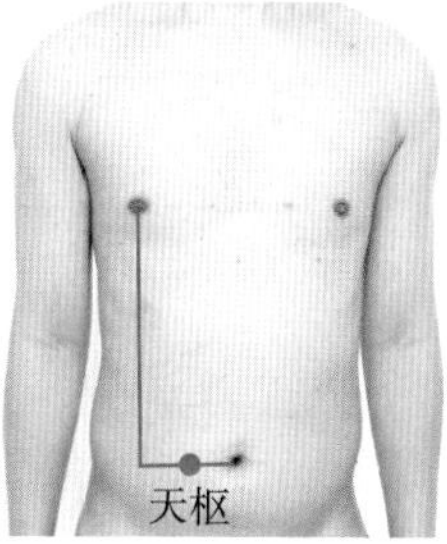

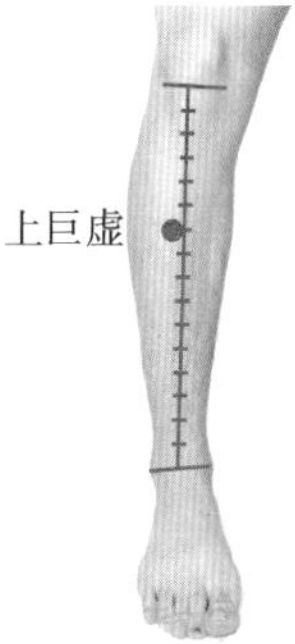

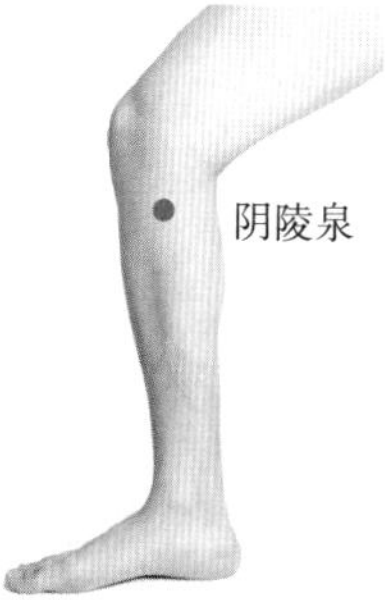

上巨虚　在小腿前外侧，当足三里下 3 寸，距胫骨前嵴一横指（中指）。

阴陵泉　在小腿内侧，胫骨内侧下缘与胫骨内侧面之间的凹陷中。

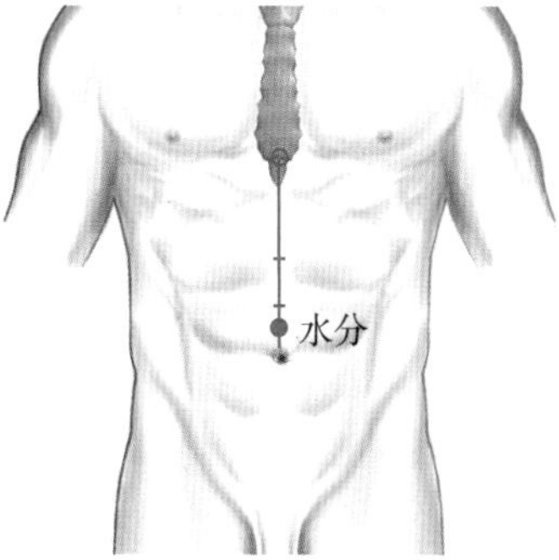

水分　在上腹部，前正中线上，当脐中上 1 寸。

脾俞　在脊柱区，第 11 胸椎棘突下，后正中线旁开 1.5 寸。

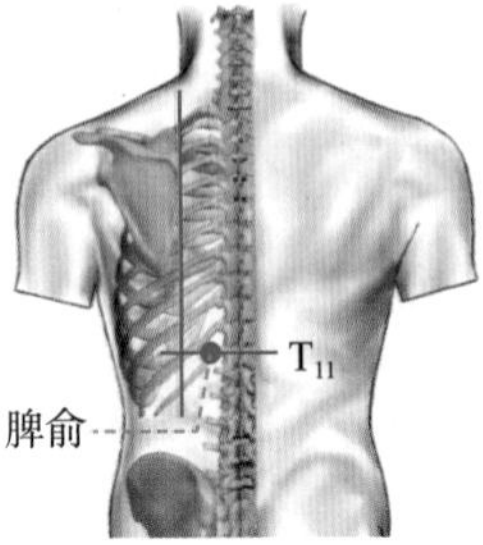

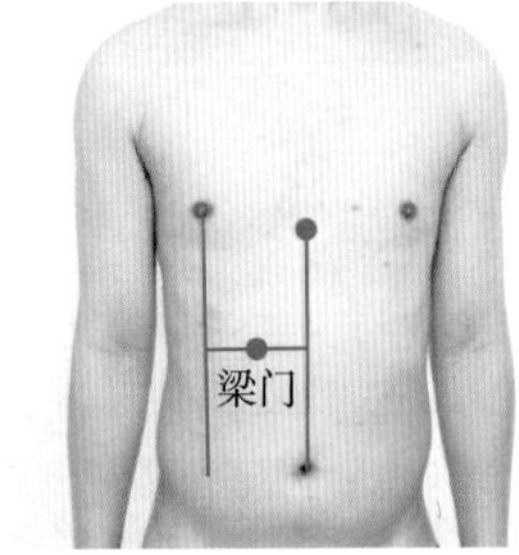

梁门　在上腹部，脐中上 4 寸，前正中线旁开 2 寸。

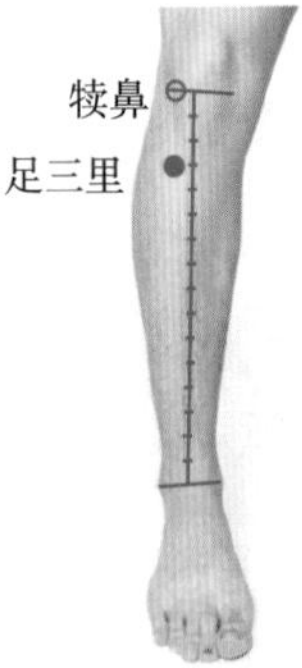

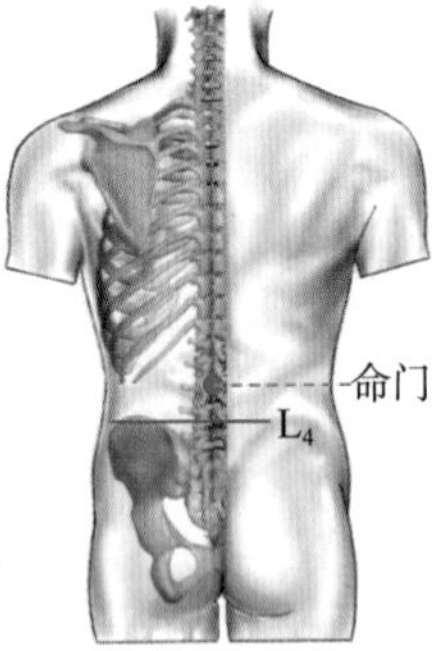

足三里　在小腿外侧，犊鼻（见附录一）下 3 寸，犊鼻与解溪连线上。

命门　在脊柱区，第 2 腰椎棘突下凹陷中，后正中线上。

艾灸操作

以上穴位均可使用艾条温和灸，每穴每次灸15~20分钟，艾条燃烧端距离皮肤2~3cm。

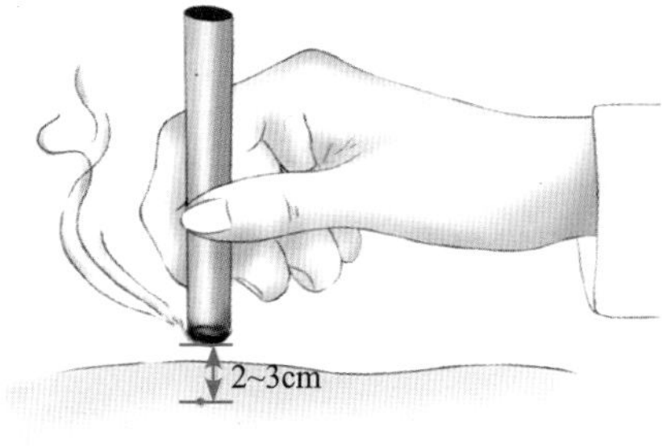

注意事项

1. 灸疗可以改善腹泻、腹痛等症状。
2. 灸疗不适宜热性泄泻，一般用于虚寒性泄泻和慢性泄泻患者。
3. 灸疗期间，宜多饮温水，饮食宜清淡，忌油腻和辛辣。

胃痛

胃痛是指以上腹胃脘疼痛为主症的病症，又称“胃脘痛”。

主要症状

上腹胃脘疼痛，常伴有胃脘部痞闷或胀满、恶心呕吐、食欲不振、吞酸嘈杂等症状。胃痛有虚实之分，痛势较剧，痛处拒按为实证；疼痛隐隐，痛处喜按为虚证。

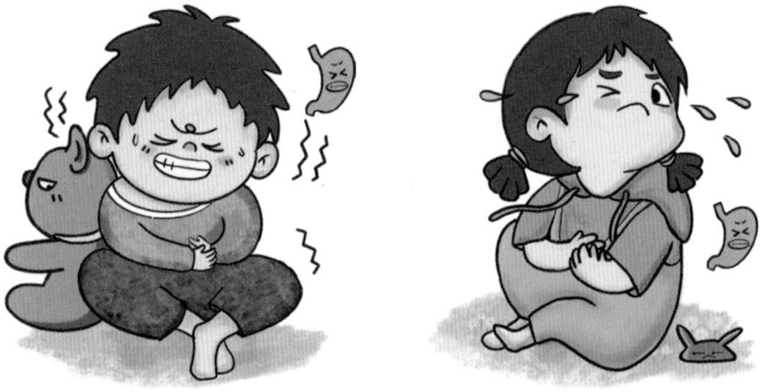

穴位选择

主穴 中脘、足三里、内关。

配穴 寒邪犯胃配梁丘；饮食伤胃配梁门；脾胃虚寒配关元。

穴位定位

中脘 在腹部，前正中线上，肚脐与胸剑联合连线中点处。

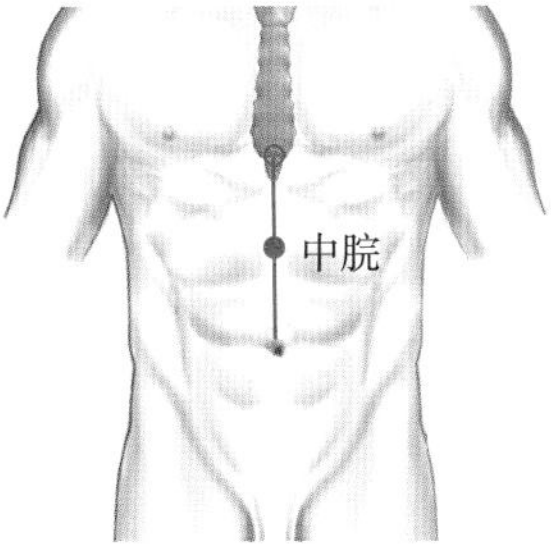

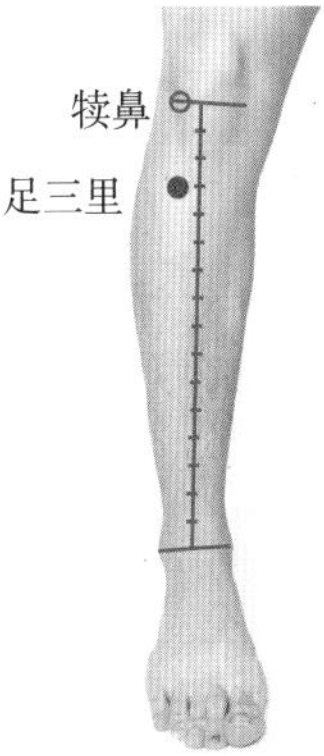

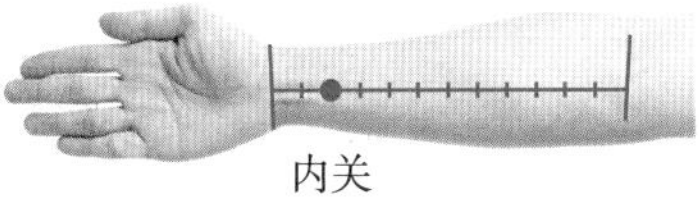

足三里 在小腿前外侧，当犊鼻（见附录一）下 3 寸，距胫骨前缘一横指。

内关 在前臂掌侧，腕横纹上 2 寸，两筋之间。

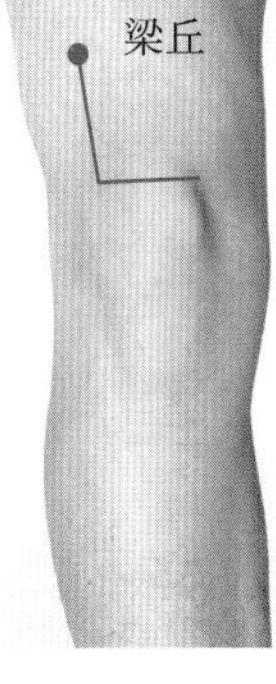

梁丘 在股前区，髌底上 2 寸，股外侧肌与股直肌肌腱之间。

梁门　在上腹部，脐中上4寸，前正中线旁开2寸。

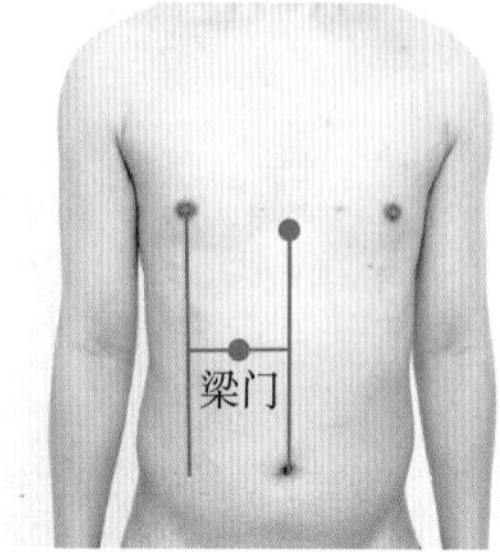

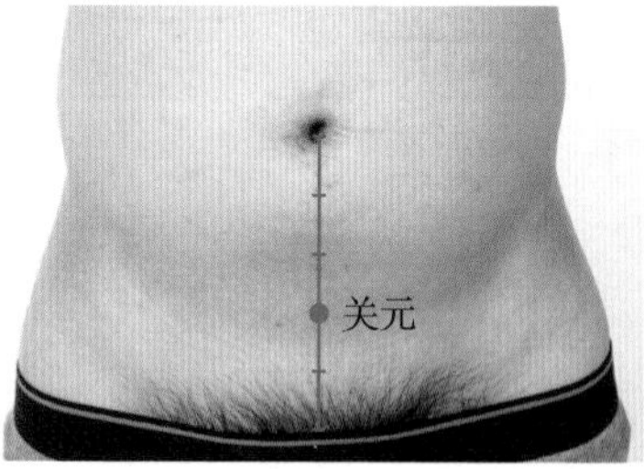

关元　在下腹部，前正中线上，脐中下3寸。

艾灸操作

实证可使用艾条雀啄灸，每穴每次灸5~10分钟；虚证可用艾条温和灸，艾条燃烧端距离皮肤2~3cm，每穴每次灸5~10分钟。

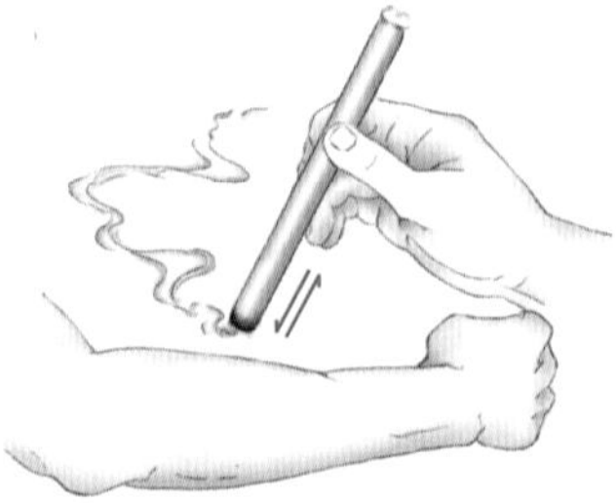

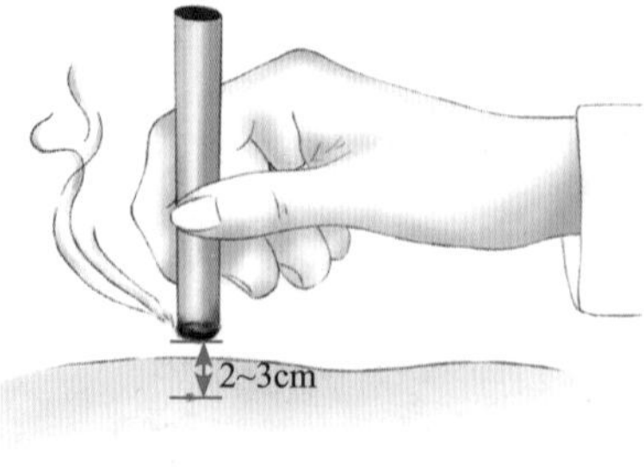

注意事项

1. 胃痛阴虚火旺证与胃热证胃痛不适宜灸疗，脾胃虚弱证与胃寒证胃痛适宜灸疗。
2. 灸疗期间，宜多饮温水，保持室内通风，少去公共场所。

乳腺增生

乳腺增生是乳腺组织的既非炎症也非肿瘤的良性增生性疾病，好发于 25~45 岁的女性，是临床上最常见的乳房疾病。

主要症状

单侧或双侧乳房疼痛感，肿块大小不等、形态不一、边界清楚、质地不硬、活动度好。

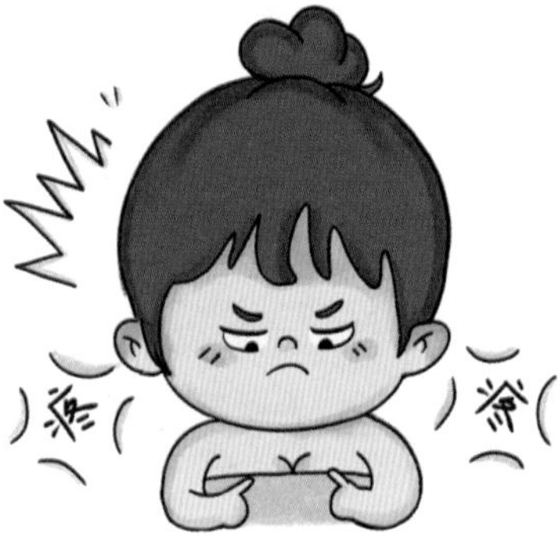

穴位选择

主穴 乳根、人迎、足三里、期门、膻中。

配穴 气滞痰凝型配内关、太冲；冲任失调型配血海、三阴交。

穴位定位

乳根　在胸部，当乳头直下，乳房根部，第 5 肋间隙，距前正中线 4 寸。

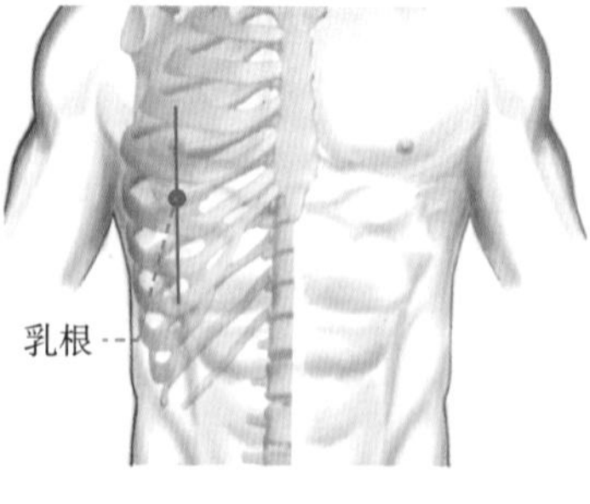

人迎　在颈部，喉结旁开1.5寸，胸锁乳突肌的前缘，颈总动脉搏动处。

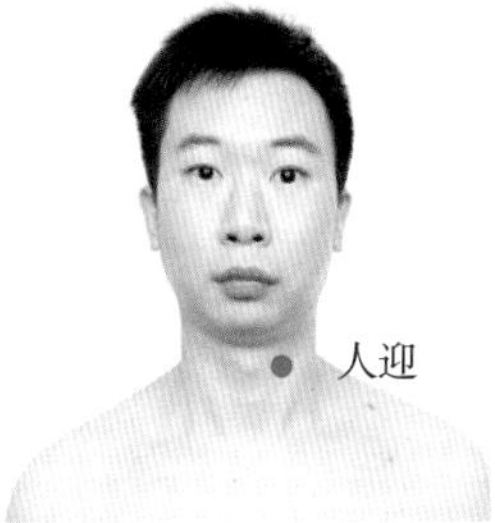

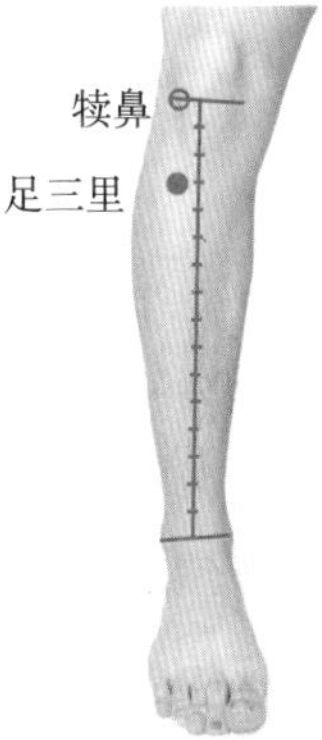

足三里　在小腿前外侧，当犊鼻（见附录一）下3寸，距胫骨前缘一横指。

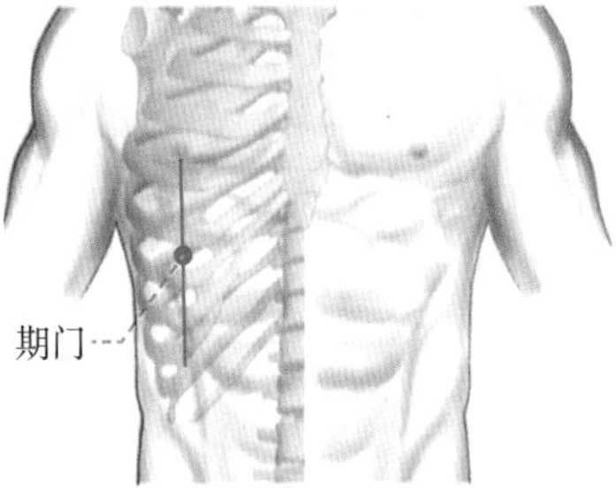

期门　在胸部，当乳头直下，第6肋间隙，前正中线旁开4寸。

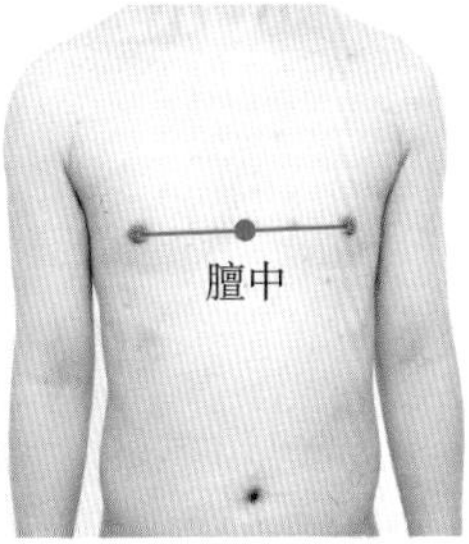

膻中　在胸部，当前正中线上，平第4肋间，两乳头连线之中点处。

内关 在前臂掌侧，腕横纹上 2 寸，两筋之间。

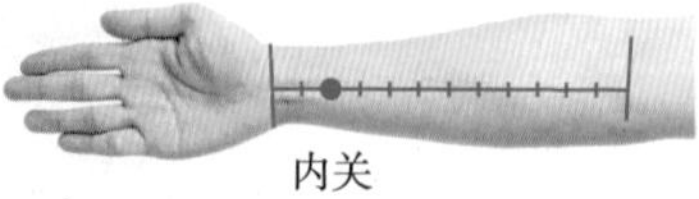

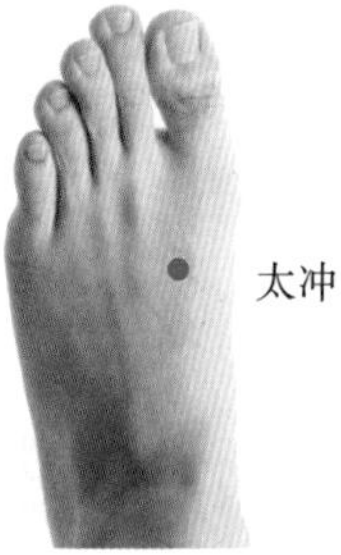

太冲 在足背，第 1、2 跖骨间，跖骨底结合部前方凹陷中。

血海 在膝盖内侧上方，掌心包住髌骨，拇指与手掌呈 45°，拇指指尖处即为本穴。

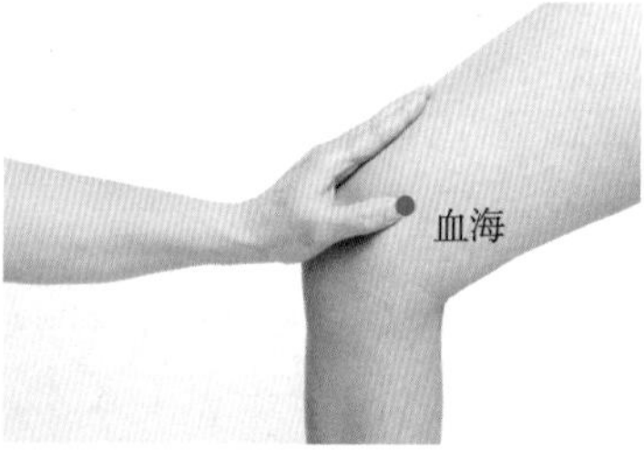

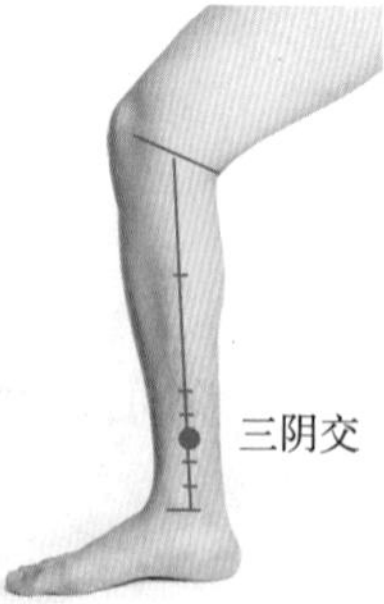

三阴交 位于小腿内侧，当足内踝尖上 3 寸，胫骨内侧缘后方。

艾灸操作

以上穴位均可使用艾条温和灸，每穴每次灸5~10分钟，艾条燃烧端距离皮肤2~3cm。

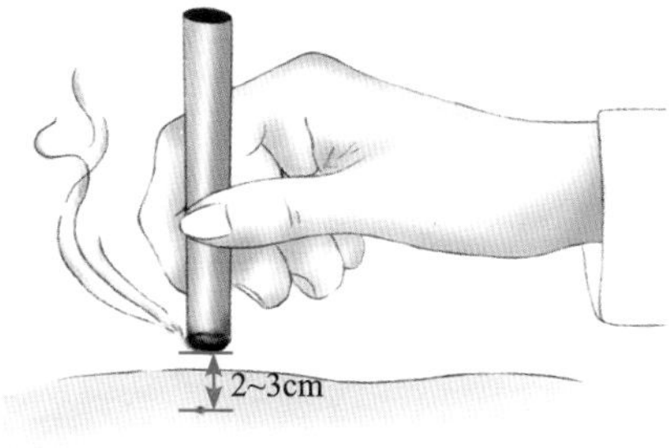

注意事项

1. 灸疗对乳腺增生有较好的疗效，能使肿块缩小或消失。
2. 应及时治疗月经失调及子宫、附件的慢性炎症。
3. 少数患者有癌变的可能，必要时应手术治疗。
4. 保持心情舒畅，控制脂肪类食物的摄入。

腰痛

腰痛是指以自觉腰部疼痛为主的病症，又称“腰脊痛”。

主要症状

自觉腰部疼痛。常见于西医的腰椎病变、椎间盘病变及部分内脏病变。

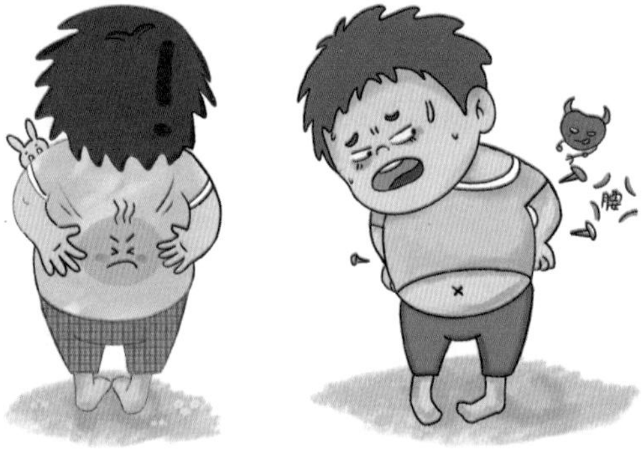

穴位选择

主穴 肾俞、大肠俞、阿是穴、委中。

配穴 寒湿腰痛配腰阳关；瘀血腰痛配膈俞、次髎；肾虚腰痛配大钟。

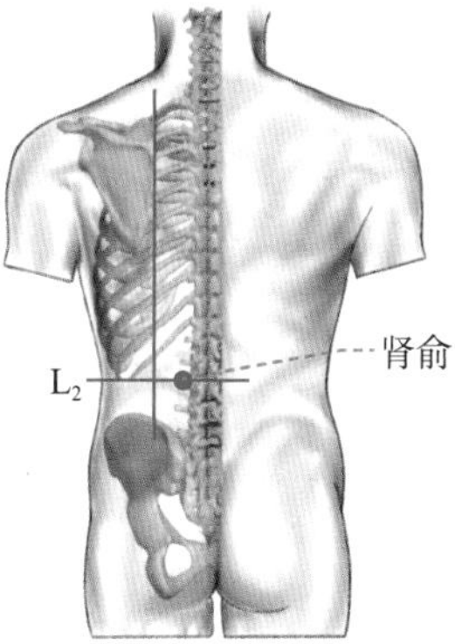

肾俞　在腰部，当第 2 腰椎棘突下旁开 1.5 寸。

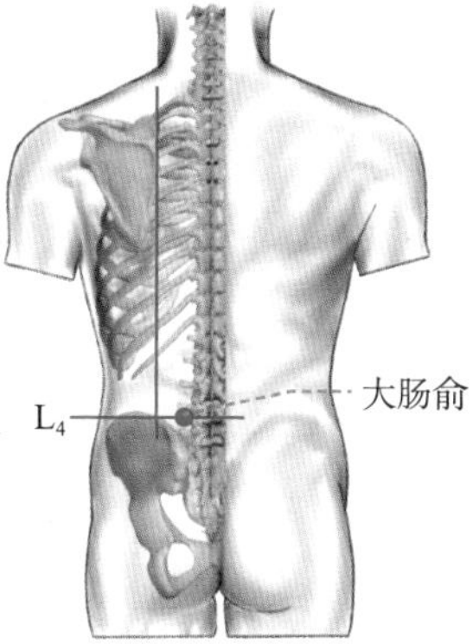

大肠俞　在腰部，当第 4 腰椎棘突下，旁开 1.5 寸。

阿是穴　痛点明显处。

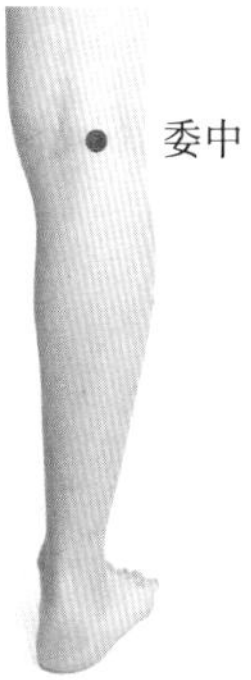

委中　在腘横纹中点，当股二头肌肌腱与半腱肌肌腱的中间。

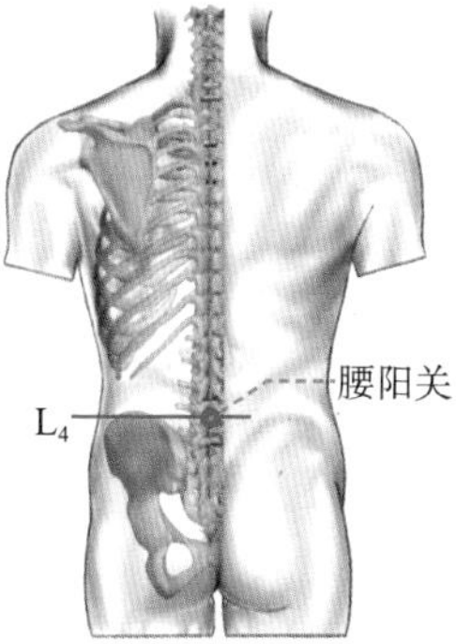

腰阳关　在腰部，当后正中线上，第 4 腰椎棘突下凹陷中。

膈俞　在脊柱区，第 7 胸椎棘突下后正中线旁开 1.5 寸。

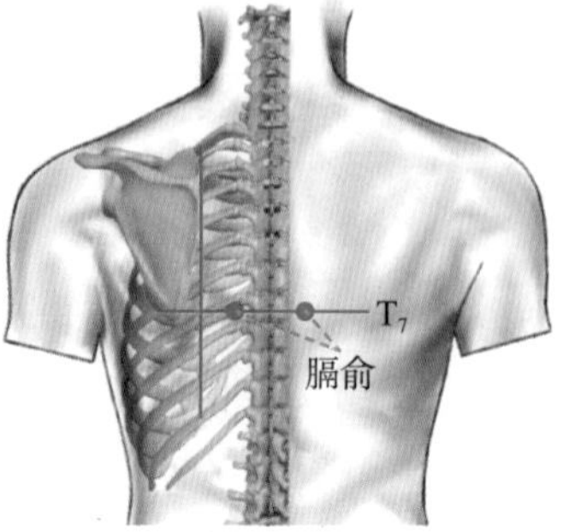

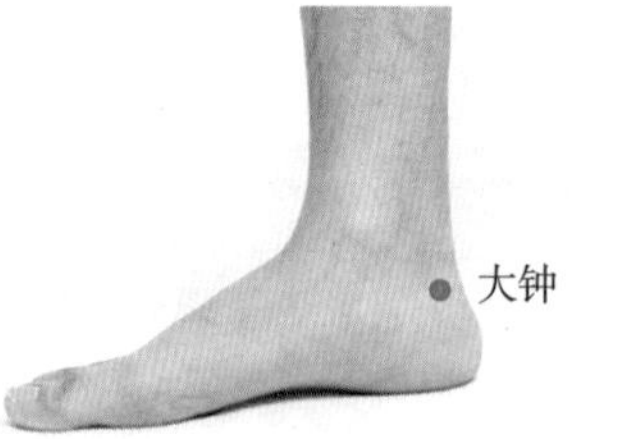

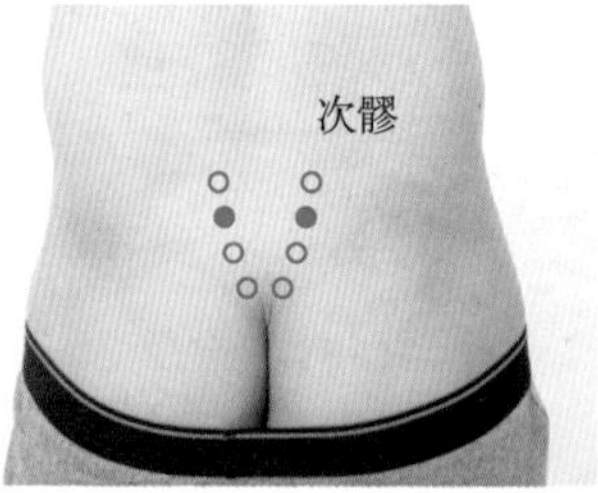

大钟　在足内侧，内踝后下方，当跟腱附着部的内侧前方凹陷处。

次髎　在髂后上棘与后正中线之间，适对第 2 骶后孔。

艾灸操作

以上穴位均可使用艾条温和灸，每穴每次灸 5~10 分钟，艾条燃烧端距离皮肤 2~3cm。

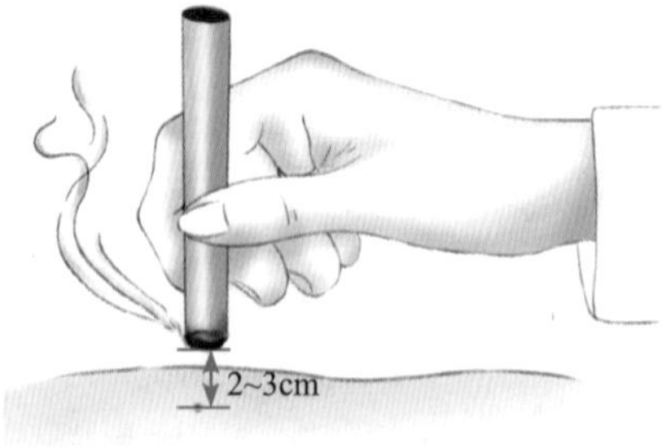

注意事项

1. 灸疗可有效改善腰痛及腰部僵硬不适。
2. 灸后可配合选用推拿治疗，以舒筋通络。
3. 急性期宜卧床休息，症状缓解后，可加强腰部锻炼，切勿运动过度。
4. 灸疗期间宜注意局部保暖，防止过度劳累。

急性腰扭伤

急性腰扭伤是指腰部肌肉筋膜韧带等软组织因外力作用突然受到过度牵拉而引起的急性撕裂伤。

主要症状

以腰部疼痛为主，并伴有活动受限。

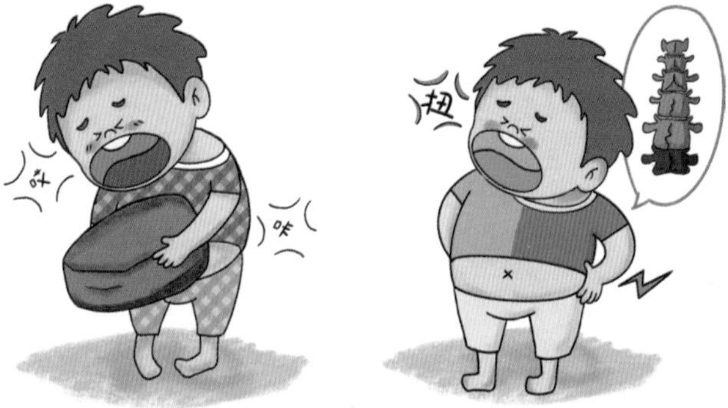

穴位选择

主穴 阿是穴、腰痛点、委中、后溪。

配穴 脊柱处疼痛配水沟；脊柱旁疼痛配手三里。

穴位定位

阿是穴　即痛点明显处。

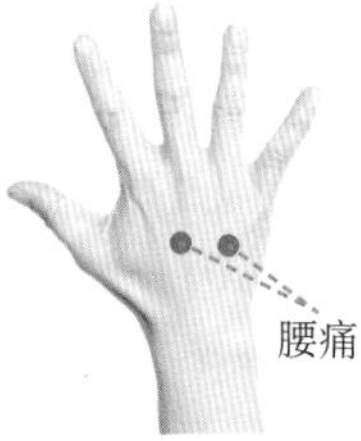

腰痛　在手背侧，当第 2、3 掌骨及第 4、5 掌骨之间，当腕横纹与掌指关节中点处，一手 2 穴，左右共 4 穴。

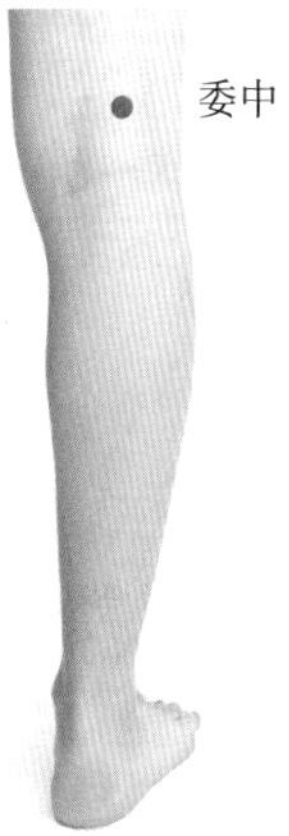

委中　在腘横纹中点，当股二头肌肌腱与半腱肌肌腱的中点。

后溪　在手掌尺侧，微握拳，当小指本节（第 5 掌指关节）后远侧掌横纹头赤白肉际处。

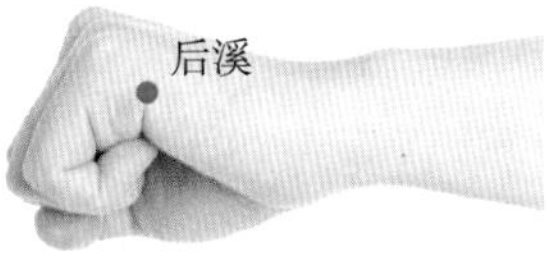

水沟　在面部，当人中沟的上 1/3 与中 1/3 交界处。

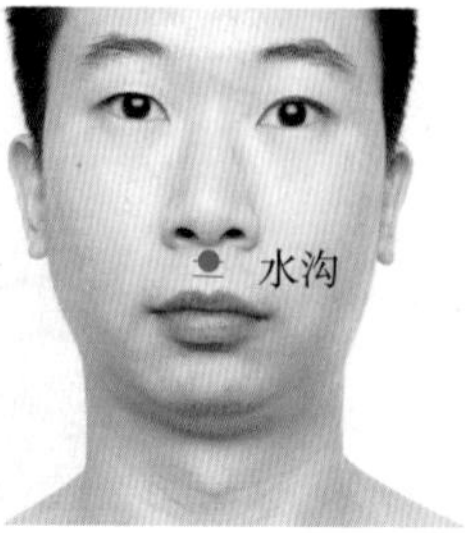

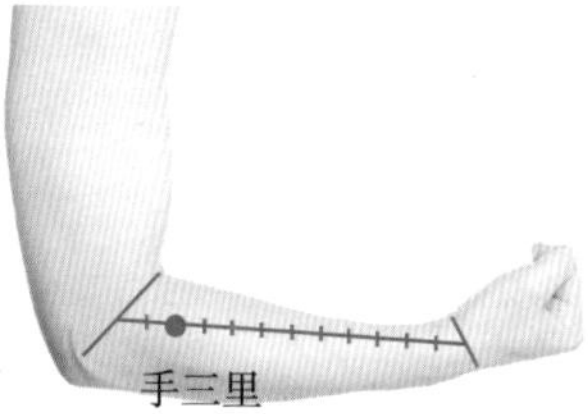

手三里　曲池与阳溪连线上，曲池穴下 2 寸。

艾灸操作

以上穴位均可使用艾条温和灸配合局部拔罐（见附录二），每穴每次灸 10~15 分钟，艾条燃烧端距离皮肤 2~3cm。

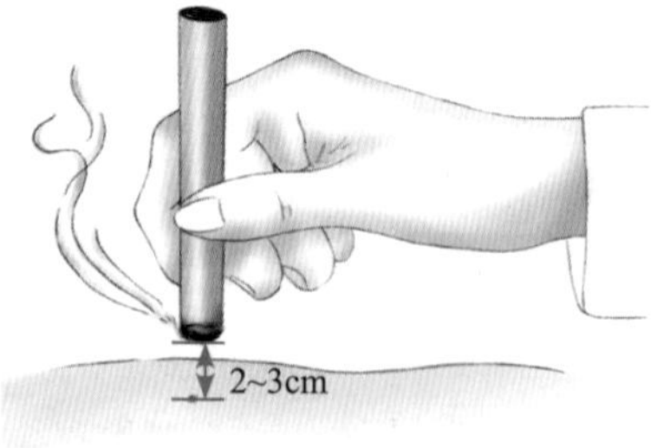

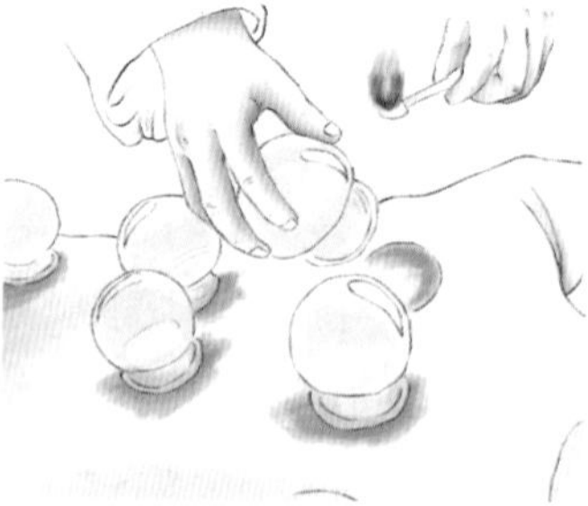

注意事项

1. 灸后可配合选用推拿治疗，以舒筋通络。
2. 疼痛较重者宜卧床休息，症状缓解后，可加强腰部锻炼，切勿运动过度。
3. 灸疗期间宜注意局部保暖，防止过度劳累。

落 枕

落枕的常见发病经过是入睡前并无任何症状，晨起后却感到项背明显酸痛，颈部活动受限。

主要症状

入睡前无任何症状，晨起后却感到项背明显酸痛，颈部活动受限。

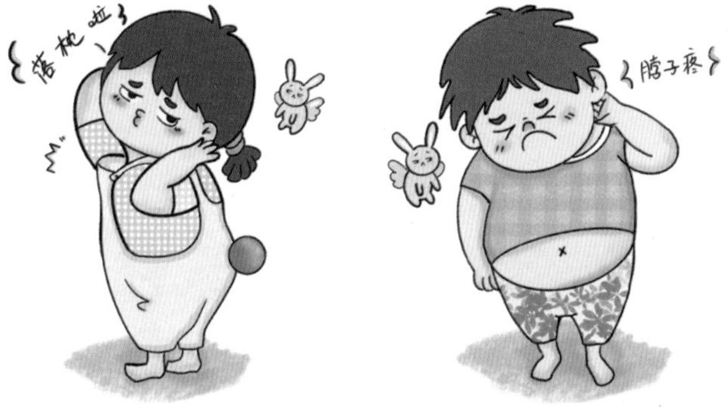

穴位选择

主穴 肩井、后溪、外劳宫、阿是穴。

配穴 风寒袭络者，加风池、合谷；气血瘀滞者，受损局部可刮痧。

穴位定位

肩井　在肩上，当大椎与肩峰连线的中点处。

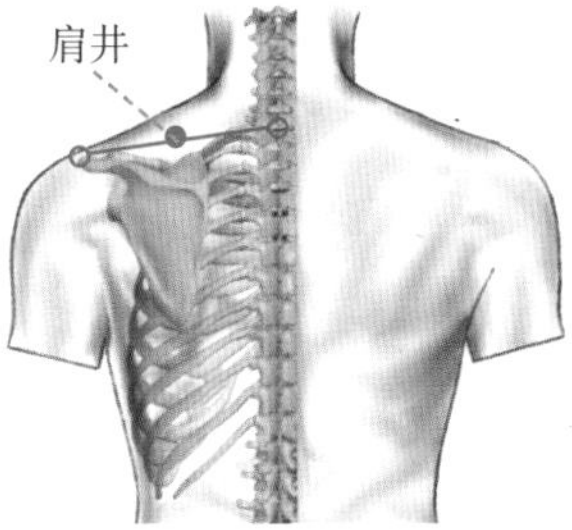

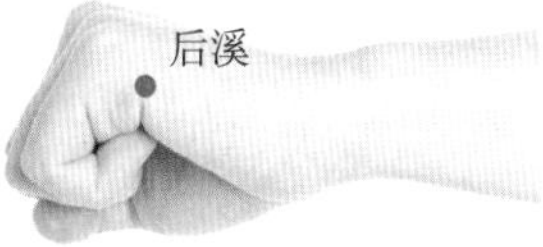

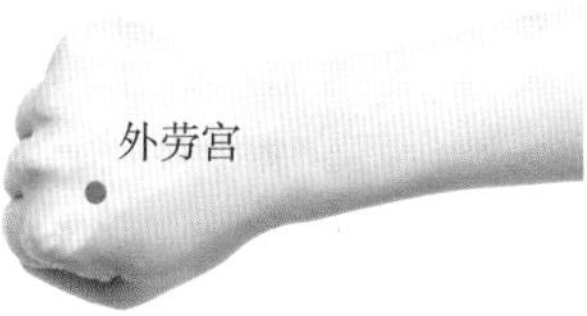

后溪　在手掌尺侧，微握拳，当小指本节（第5掌指关节）后的远侧掌横纹头赤白肉际处。

外劳宫　在手背侧，当第2、3掌骨之间，掌指关节后0.5寸。

阿是穴　痛点明显处。

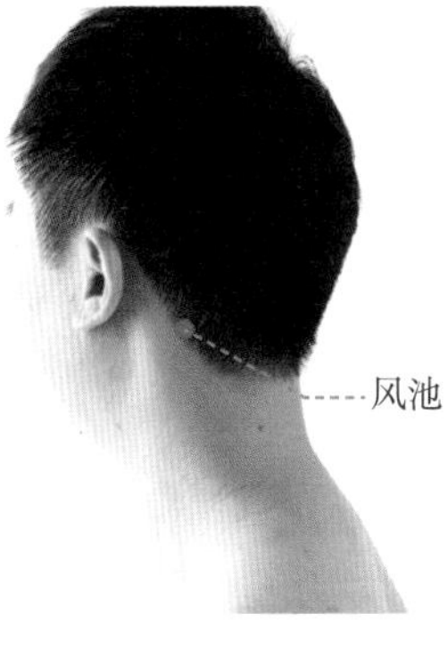

风池　在颈后区，枕骨之下，胸锁乳突肌上端与斜方肌上端之间的凹陷中。

合谷　在手背，第 1、2 掌骨间，第 2 掌骨桡侧的中点处。

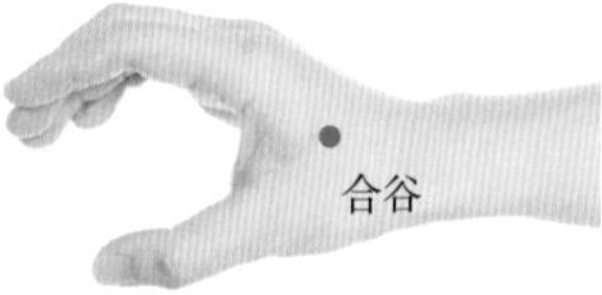

艾灸操作

以上穴位均可使用艾条雀啄灸，或局部配合刮痧治疗（见附录二），每穴每次灸 5~10 分钟。

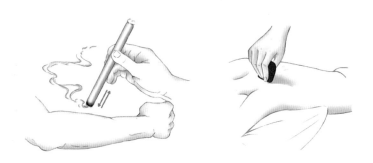

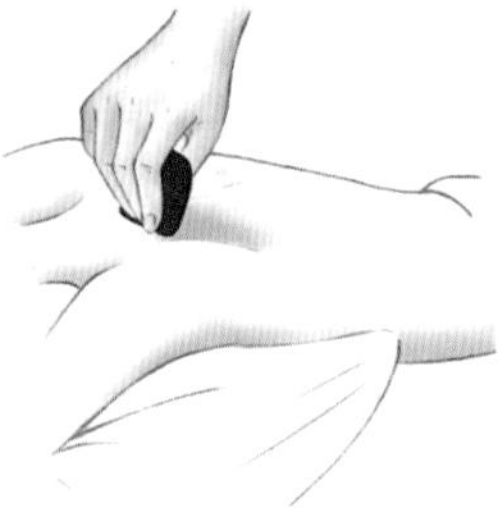

注意事项

1. 灸疗是治疗落枕的有效方法，落枕患者应尽早接受灸疗以利于病情康复。
2. 灸疗可以改善落枕所引起的颈项部疼痛和僵硬等不舒适症状。
3. 应选择合适寝具，不可过高或过硬，夜卧时注意颈项部保暖。
4. 灸疗期间，应避免头颈部受凉。

肩关节周围炎

肩关节周围炎是以肩关节疼痛和活动不便为主要症状的常见病症，多见 50 岁左右的成人，俗称“五十肩”。

主要症状

以肩关节局部疼痛为主，并伴有活动不利。

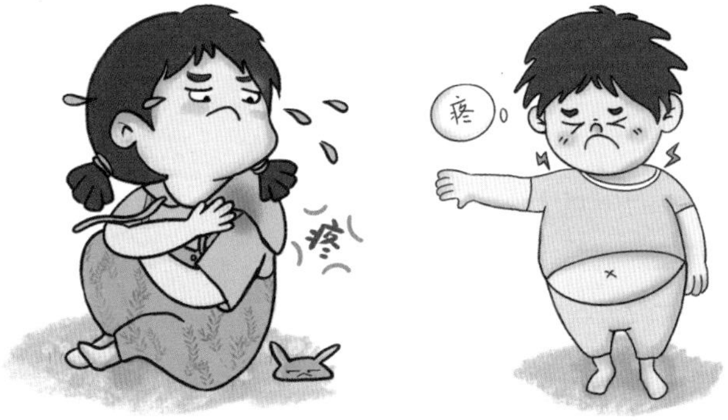

穴位选择

主穴 肩髃、肩髎、肩井、阿是穴。

配穴 手阳明经证加合谷；手少阳经证加外关；手太阳经证加后溪；手太阴经证加列缺。

穴位定位

肩髃　在肩部，当肩峰与肱骨大结节之间的凹陷中，三角肌上部的中央。臂外展或平举时，肩部出现2个凹陷，当肩峰前下方凹陷处。

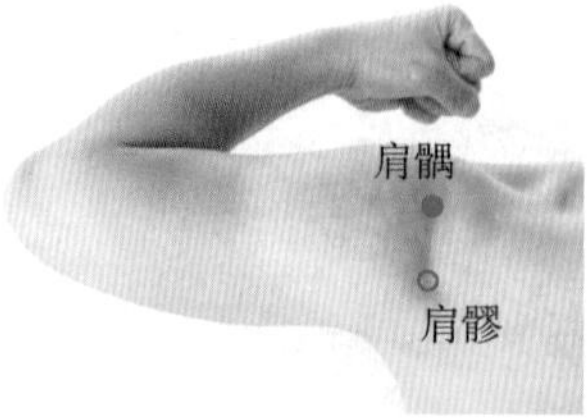

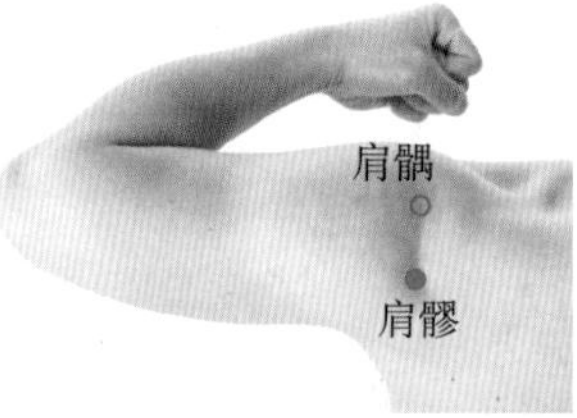

肩髎　在肩部，当肩峰角与肱骨大结节之间的凹陷中，当臂外展时，于肩峰后下方呈现凹陷处。

肩井　在肩上，当大椎与肩峰端连线的中点上。

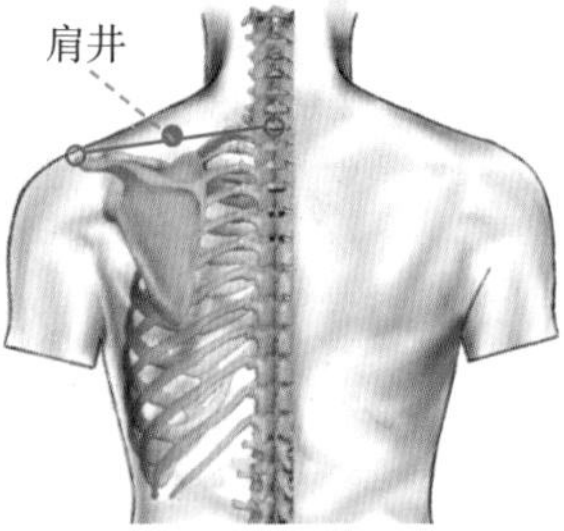

阿是穴　痛点明显处。

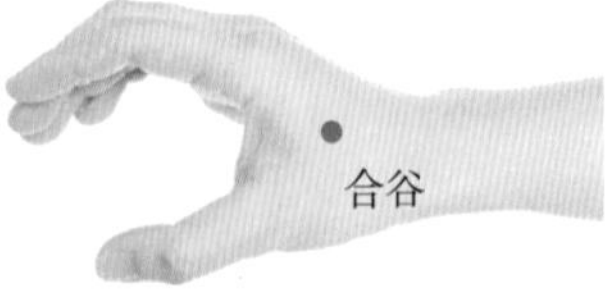

合谷　在手背，第1、2掌骨间，第2掌骨桡侧的中点处。

外关　在前臂后区，腕背侧远端横纹上 3 寸，尺骨与桡骨间隙中点。

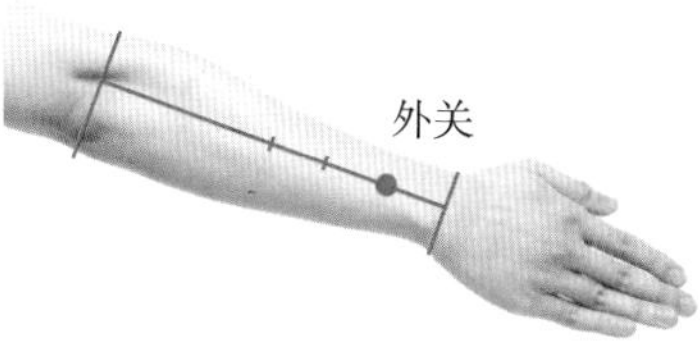

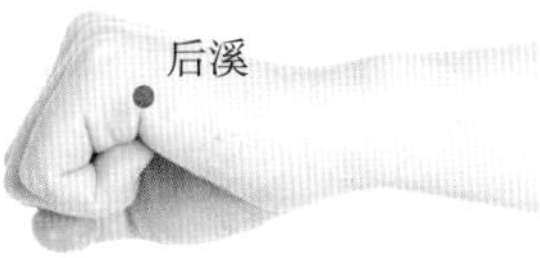

后溪　在手掌尺侧，微握拳，当小指本节（第 5 掌指关节）后的远侧掌横纹头赤白肉际处。

列缺　双手虎口交叉，食指指尖所指之处即为本穴。

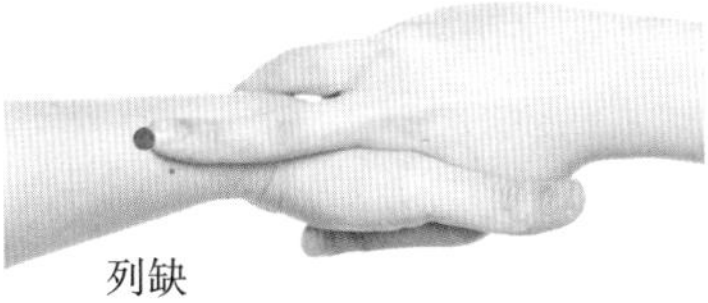

艾灸操作

以上穴位均可使用艾条温和灸配合局部拔罐或刮痧治疗，每穴每次灸10~15分钟。

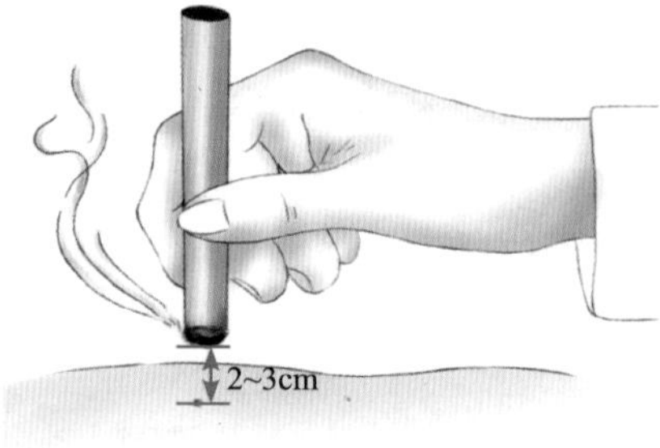

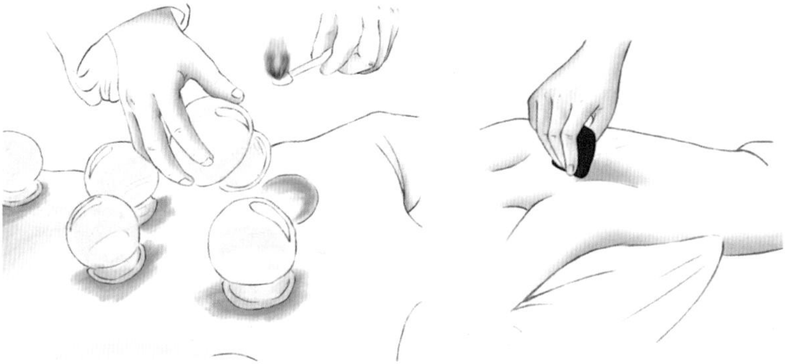

注意事项

1. 灸疗可以改善肩部疼痛及活动受限症状。
2. 灸疗不适宜肩关节红肿热痛等热性疾病患者。
3. 灸疗期间，宜多饮温水，保持室内通风，少去公共场所。

骨性膝关节炎

骨性膝关节炎是指膝关节的局部损伤及炎症和慢性劳损引起的关节面软骨变性，从而导致膝关节出现一系列症状和体征。

主要症状

关节隐痛，活动受累加重，持续疼痛，伴关节僵硬，活动后好转。

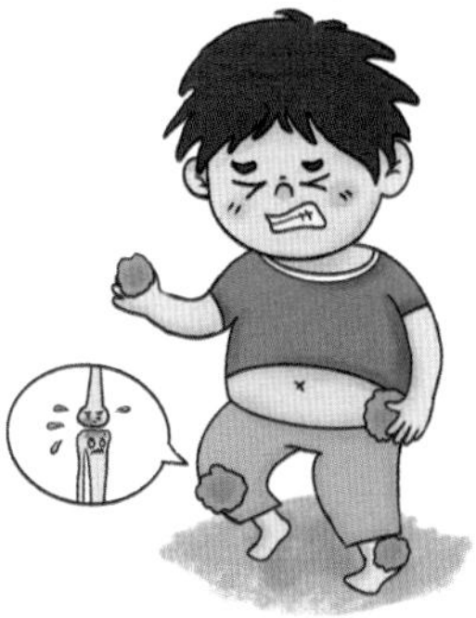

穴位选择

主穴 梁丘、膝眼、膝阳关、阳陵泉、阿是穴。

配穴 寒湿阻络配命门、足三里；瘀血内阻配血海；肝肾亏虚配太溪、三阴交。

穴位定位

梁丘　在膝关节外侧上方，掌心包住髌骨，小指与手掌呈45°，小指指尖处即为本穴。

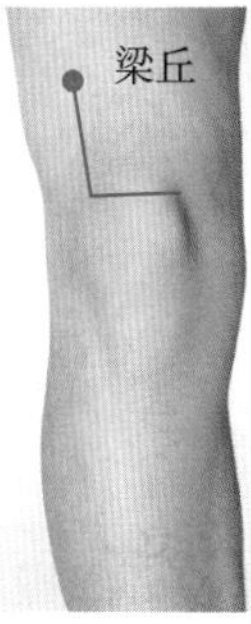

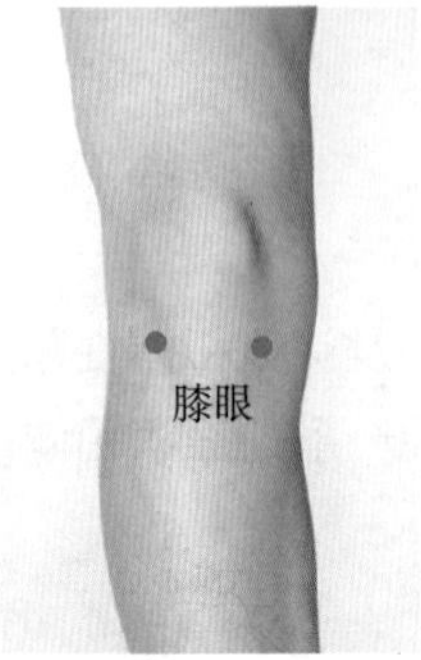

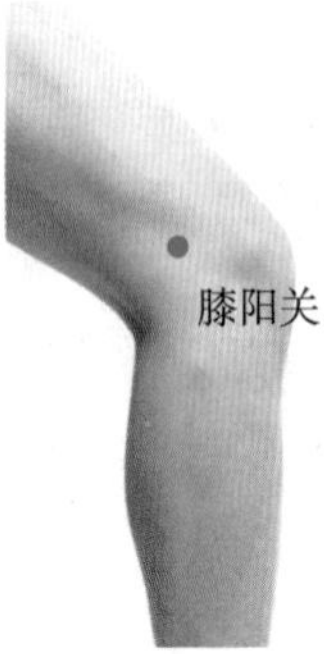

膝眼　在髌骨下方，髌韧带两侧凹陷处，在内侧的称内膝眼，在外侧的称外膝眼。

膝阳关　在膝外侧，当阳陵泉直上 3 寸。

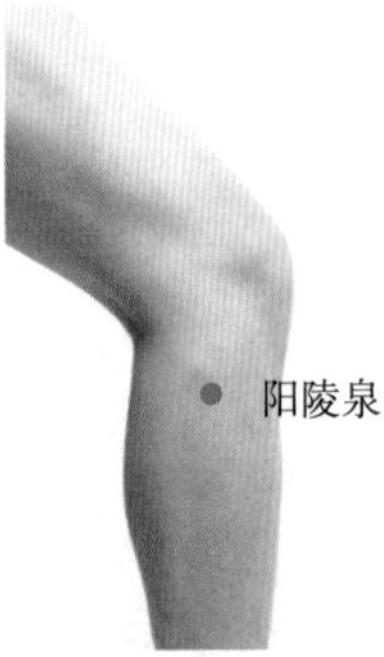

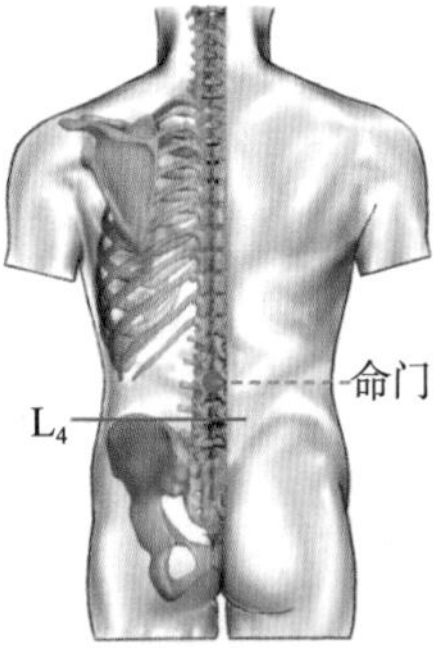

阳陵泉　在小腿外侧，当腓骨小头前下方凹陷中。

命门　在脊柱区，第 2 腰椎棘突下凹陷中，后正中线上。

阿是穴　即痛点明显处。

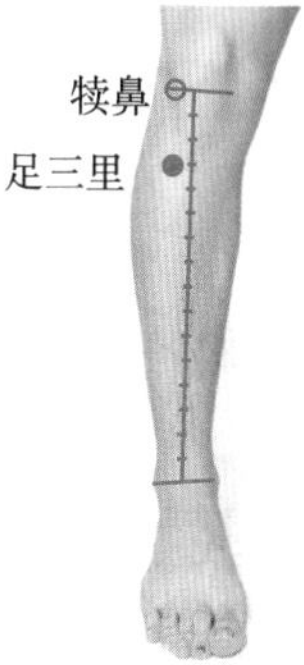

足三里　在小腿前外侧犊鼻（见附录一）下 3 寸，距胫骨前缘一横指。

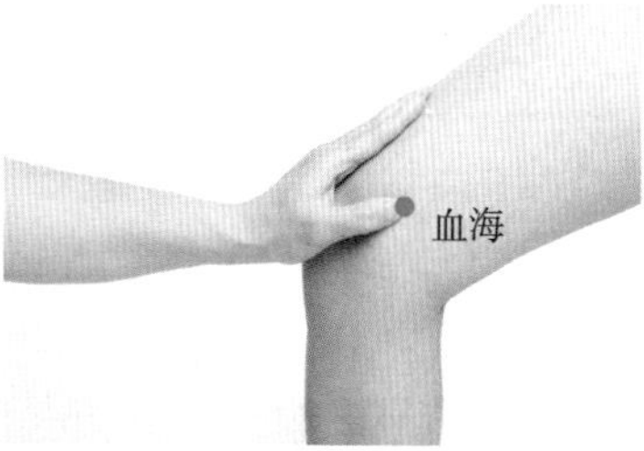

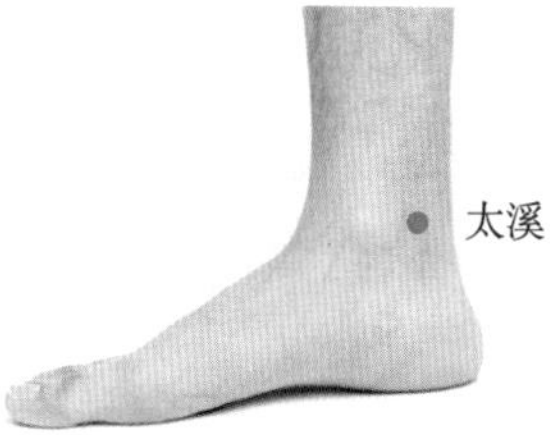

血海　在膝盖内侧上方，掌心包住髌骨，拇指与手掌呈 45°，拇指指尖处即为本穴。

太溪　位于足部内侧，在足内踝与跟腱之间的凹陷处。

三阴交　位于小腿内侧，当足内踝尖上 3 寸，胫骨内侧缘后方。

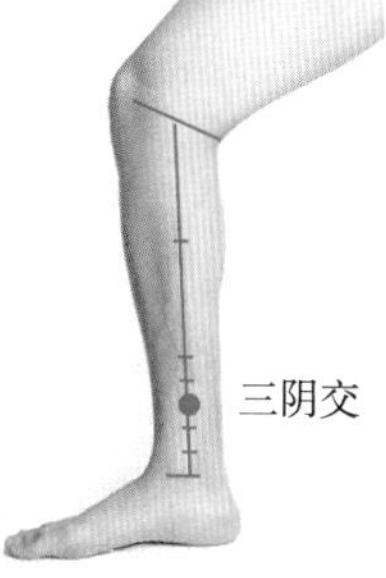

艾灸操作

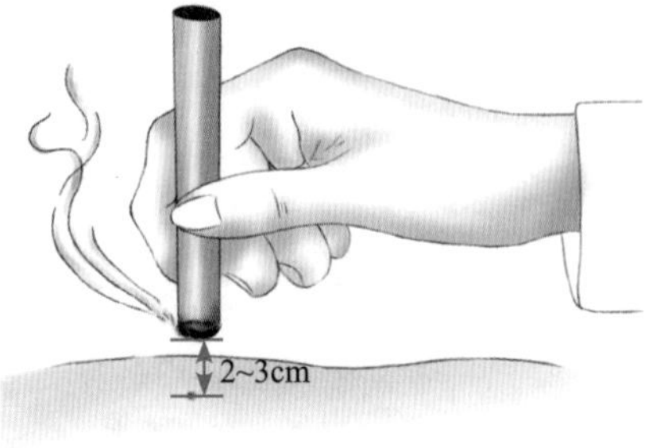

以上穴位均可使用艾条温和灸，艾条燃烧端距离皮肤 2~3cm，每穴每次灸 3~5 分钟。

注意事项

1. 灸疗可以改善骨关节炎所引发的疼痛、麻木等不适症状。
2. 灸疗期间，宜多饮温水，保持室内通风，少去公共场所。

月经不调

月经不调指月经周期及经期、经色、经质、经量异常为主的病证。月经提前为经早，月经推迟为经迟，月经周期紊乱为经乱。

主要症状

经早：经期提前，量多，色鲜红或紫，兼有烦热、口渴、喜冷饮，舌红苔黄，脉数。

经迟：经期推迟，量少，色淡暗，兼有畏寒喜热、小腹冷痛，舌淡润，脉迟或细。

经乱：经期先后不定，量时多时少，色紫或淡，兼有体质虚弱，面色萎黄，舌淡苔白，脉细缓。

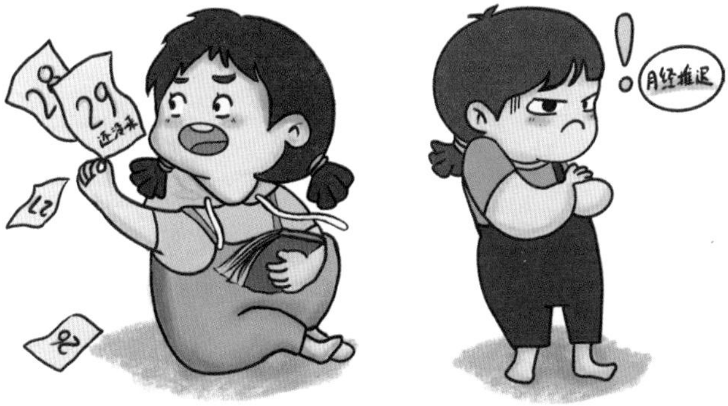

穴位选择

主穴 关元、气海、三阴交。

配穴 实热证配行间；虚热证配太溪；气虚证配足三里、脾俞。

关元　在下腹部，前正中线上，脐中下3寸。

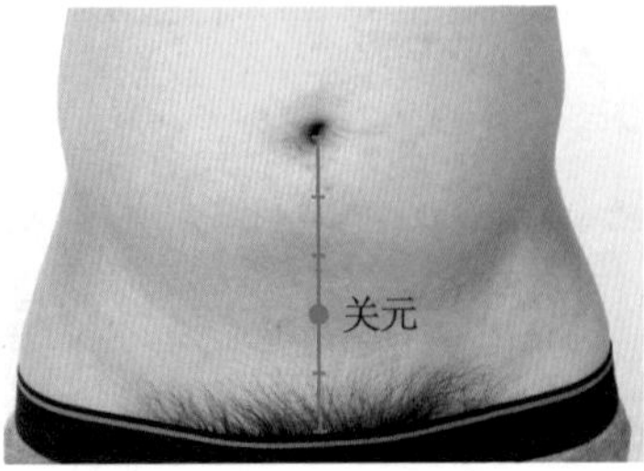

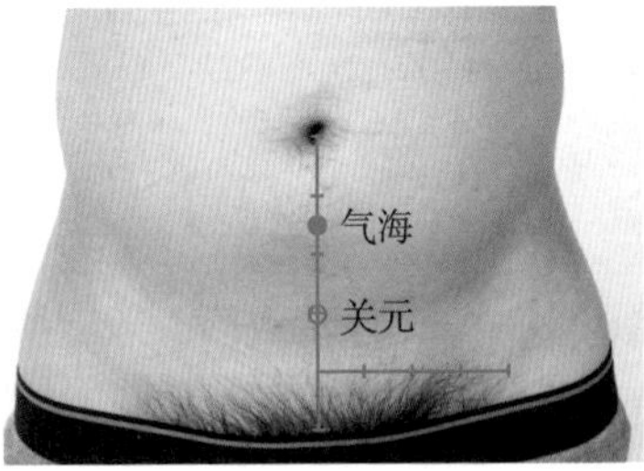

气海　在下腹部，前正中线上，当肚脐与关元（见附录一）连线中点。

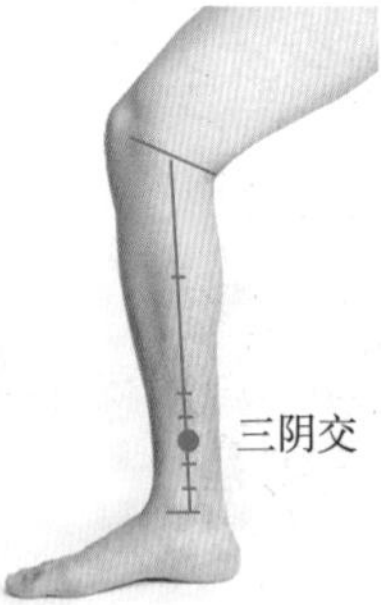

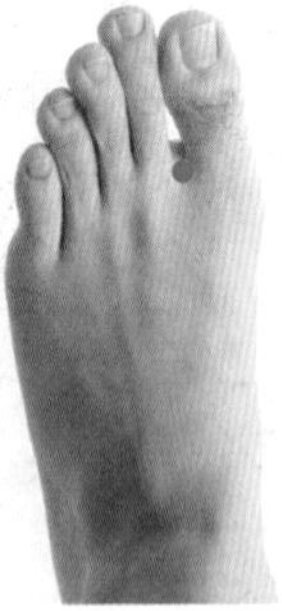

三阴交　位于小腿内侧，当足内踝尖上3寸，胫骨内侧缘后方。

行间　在足背，第1、2趾间，趾蹼缘后方赤白肉际处。

太溪　位于足部内侧，在足内踝与跟腱之间的凹陷处。

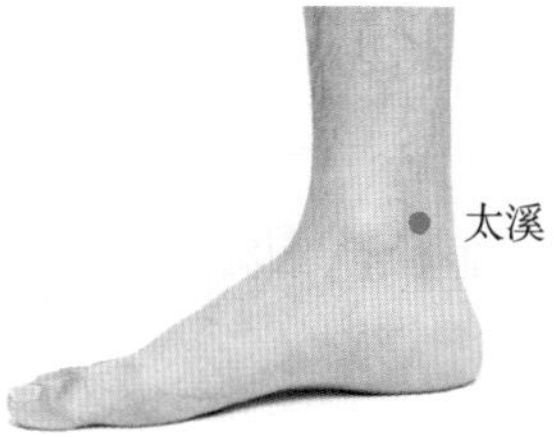

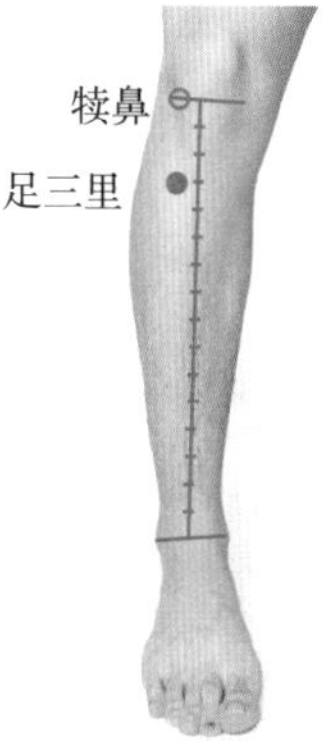

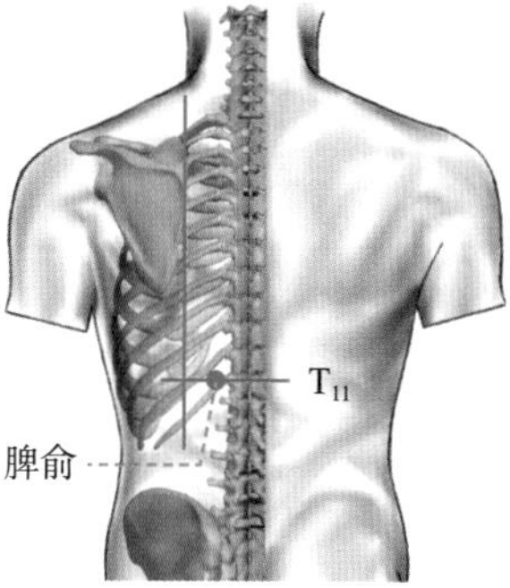

足三里　在小腿前外侧，当犊鼻（见附录一）下 3 寸，距胫骨前缘一横指处。

脾俞　在脊柱区，第 11 胸椎棘突下，后正中线旁开 1.5 寸处。

艾灸操作

以上穴位均可使用艾条温和灸，每穴每次灸 3~5 分钟，艾条燃烧端距离皮肤 2~3cm。

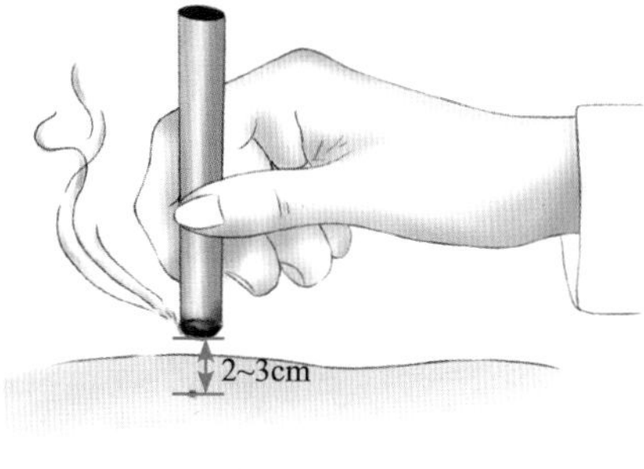

注意事项

1. 灸疗对功能性月经不调有较好疗效，凡生殖系统器质性病变引起者应采取综合治疗措施。
2. 灸疗在月经前 5~7 天开始，至月经来潮停止，一般连续治疗 3 个月经周期为 1 个疗程。
3. 灸疗期间，宜多饮温开水，保持室内通风。

痛 经

痛经是指妇女在经期或经期前后发生周期性小腹疼痛或痛引腰骶，甚至剧痛难忍，或伴有恶心呕吐的病证。

主要症状

每逢经期或来月经后，腹部疼痛，甚至剧痛难忍者，或痛势绵绵不休。少腹柔软喜按，经量减少，伴有腰痛肢倦，纳食减少，头昏心悸，舌淡，脉弦细。

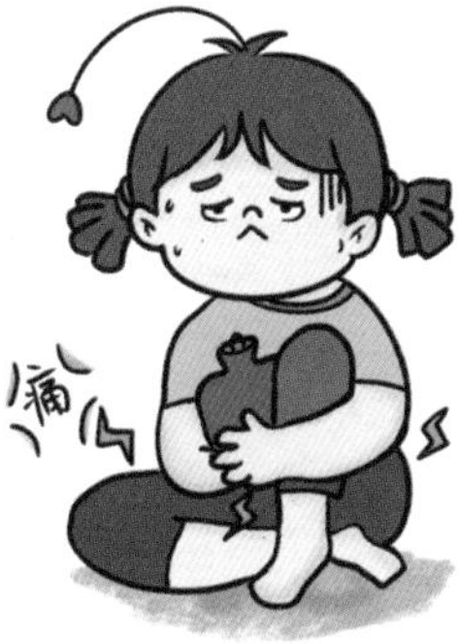

穴位选择

主穴 中极、子宫、三阴交、气海。

配穴 气滞血瘀配太冲；寒凝血瘀配关元；气血虚弱配血海；肾气亏损配肾俞。

穴位定位

中极 在下腹部，前正中线上，肚脐与耻骨联合分为5等份，耻骨联合上1等份即为本穴。

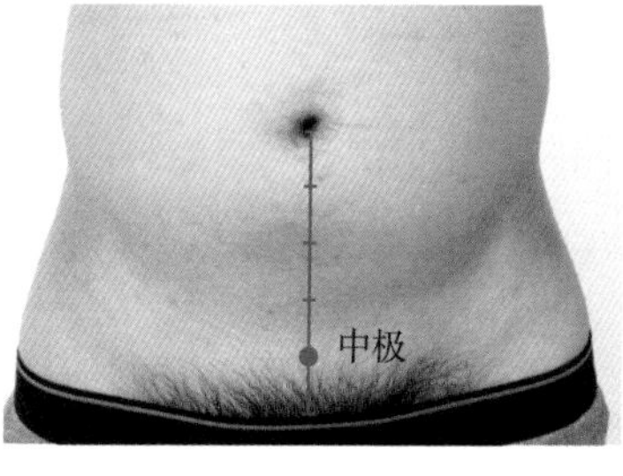

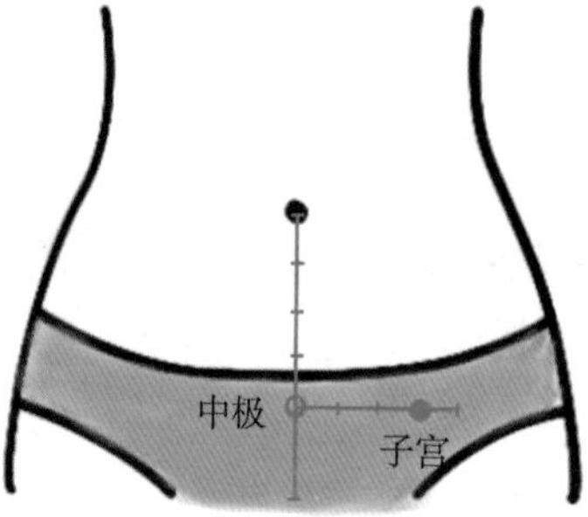

子宫　在下腹部，肚脐与耻骨联合分为5等份，耻骨联合上1等份，中极穴旁开3寸处。

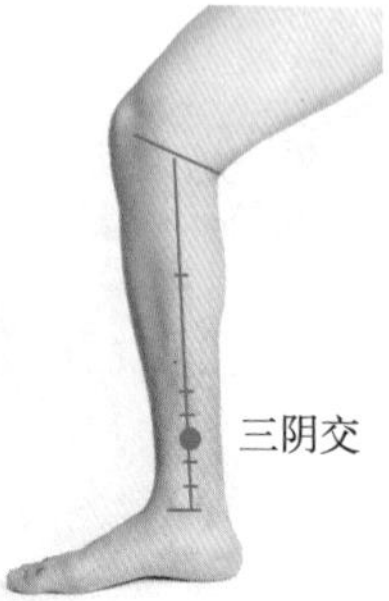

三阴交　位于小腿内侧，当足内踝尖上3寸，胫骨内侧缘后方。

气海　在下腹部，前正中线上，当肚脐与关元连线中点。

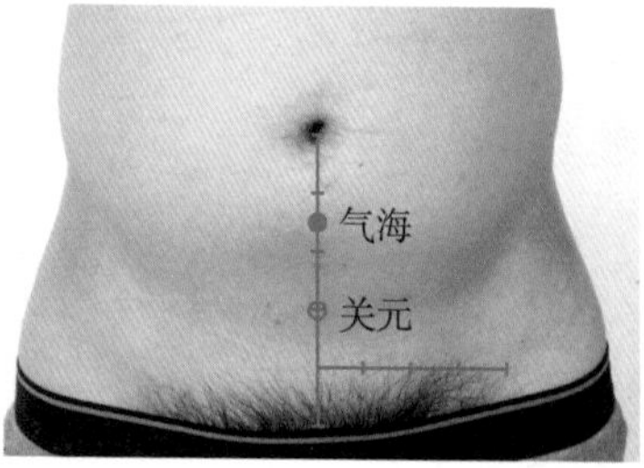

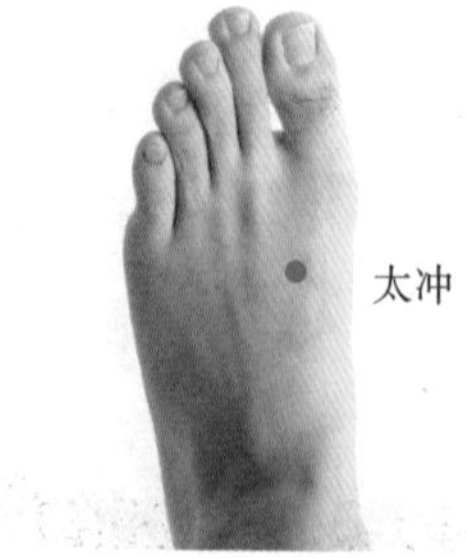

太冲　在足背，第1、2跖骨间，跖骨底结合部前方凹陷中。

关元　在下腹部，前正中线上，脐中下 3 寸。

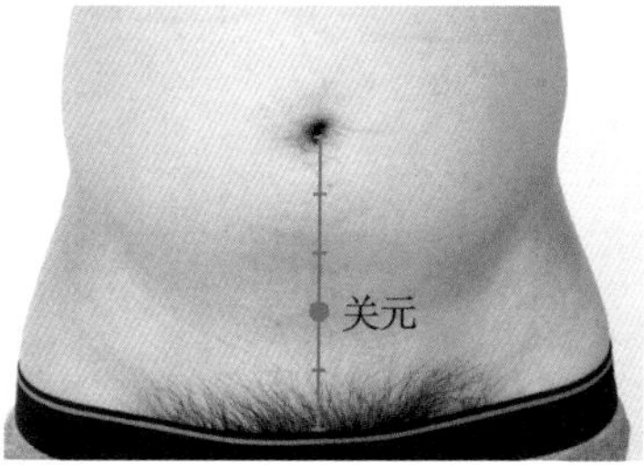

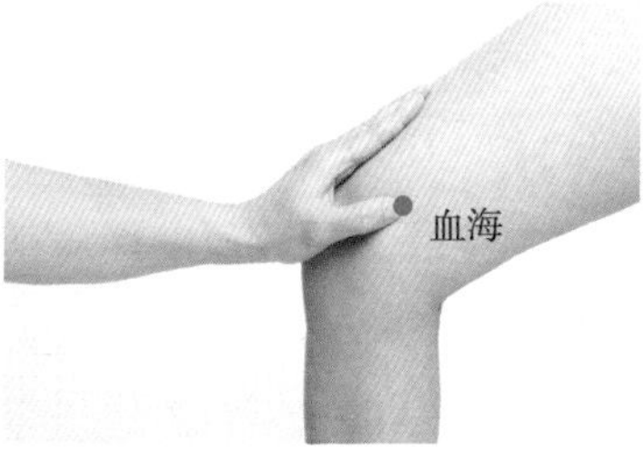

血海　在膝盖内侧上方，掌心包住髌骨，拇指与手掌呈 45°，拇指指尖处即为本穴。

肾俞　在腰部，当第 2 腰椎棘突下，后正中线旁开 1.5 寸。

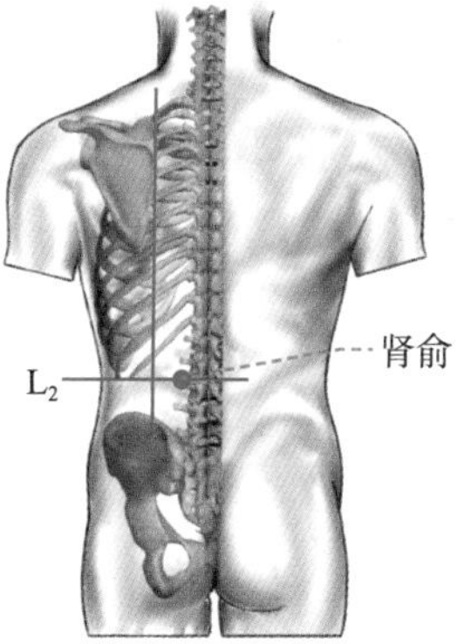

艾灸操作

以上穴位均可使用艾条温和灸，每穴每次灸3~5分钟，艾条燃烧端距离皮肤2~3cm。

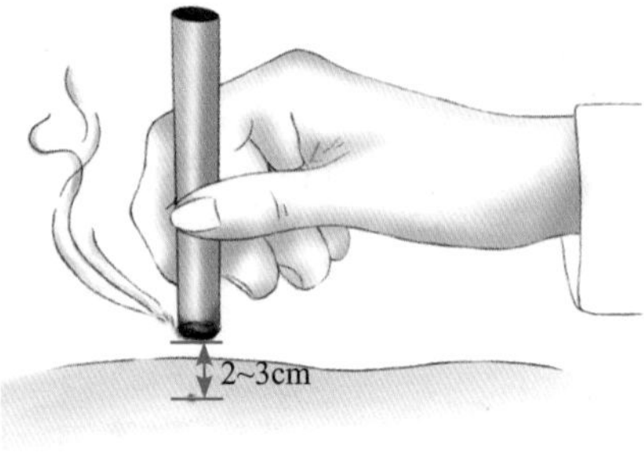

注意事项

1. 灸疗可以改善痛经的腹痛、腰骶痛等症状，治疗原发性痛经有较好疗效，对继发性痛经者应采取综合治疗措施。
2. 灸疗在月经前5~7天开始，至月经来潮停止，一般连续治疗3个月经周期为1个疗程。
3. 女性平时应注意保暖，尤其是下腹部和腰骶部，经期应防止受凉及过食生冷，避免剧烈运动和精神刺激。
4. 灸疗期间，宜多饮温开水，保持室内通风。

崩 漏

崩漏是月经的周期、经期、经量发生严重失常的病证，其发病急骤，暴下如注，大量出血者为“崩”；病势缓，出血量少，淋漓不绝者为“漏”。可发生在月经初潮后至绝经的任何年龄，足以影响生育，危害健康，属妇科常见病，也是疑难急重病证。相当于西医无排卵性功能性子宫出血。

主要症状

可以分为实证与虚证，实证表现为经血非时而下，量多如崩，或淋漓不断，血色红。虚证表现为经血非时而下，量多如崩，或量少，淋漓不尽。

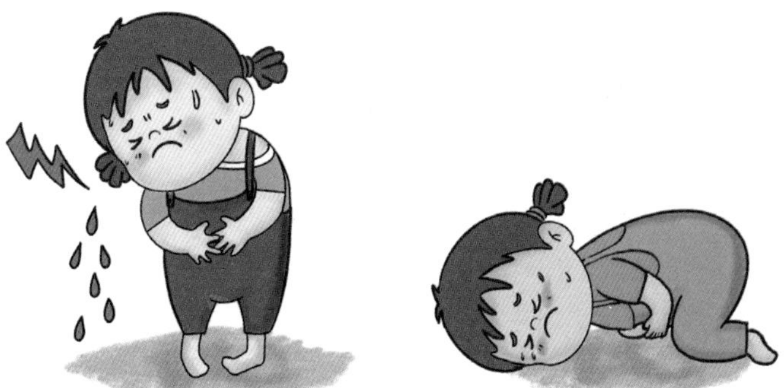

穴位选择

主穴 关元、气海、三阴交、公孙。

配穴 脾虚配足三里；肾虚配肾俞、太溪；血热、血瘀配血海。

穴位定位

关元 在下腹部，前正中线上，脐中下3寸。

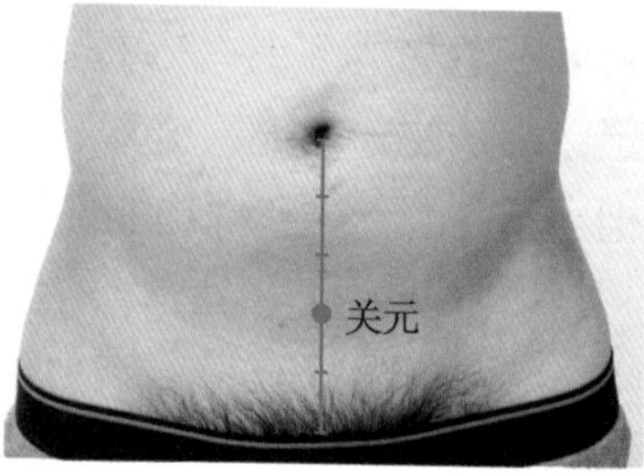

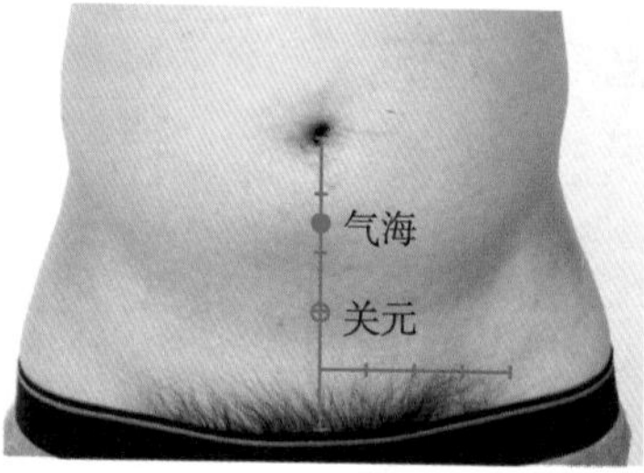

气海 在下腹部，前正中线上，当肚脐与关元（见附录一）连线中点。

三阴交 位于小腿内侧，当足内踝尖上3寸，胫骨内侧缘后方。

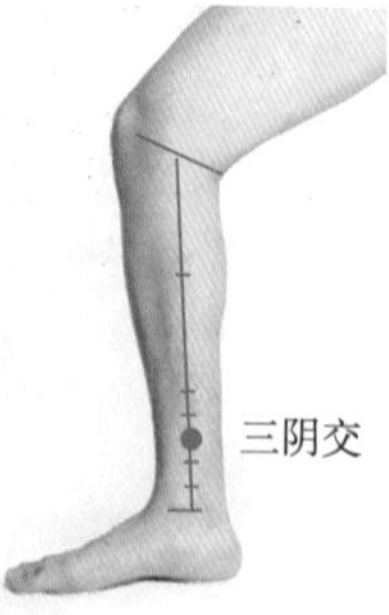

公孙　位于足内侧缘，第1跖骨基底部的前下方。

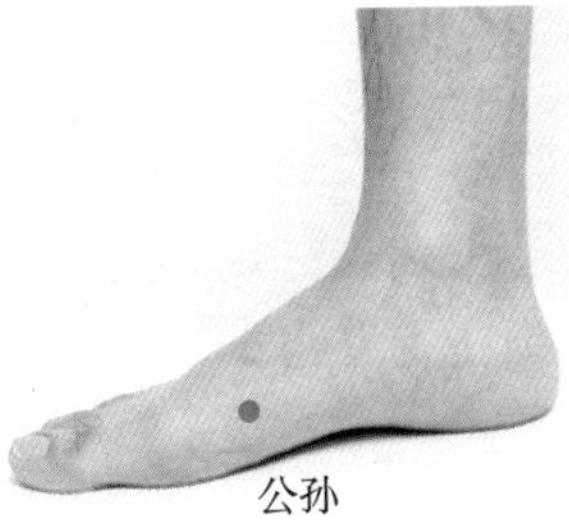

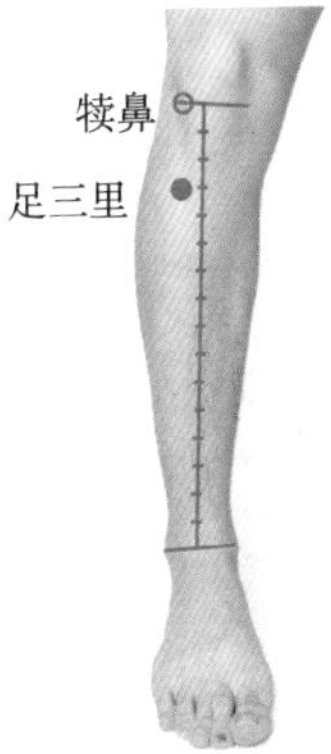

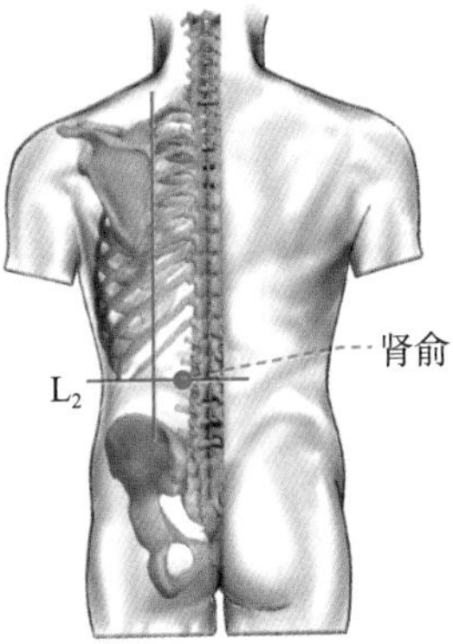

足三里　在小腿前外侧，犊鼻（见附录一）下3寸，距胫骨前缘一横指。

肾俞　在腰部，当第2腰椎棘突下，后正中线旁开1.5寸。

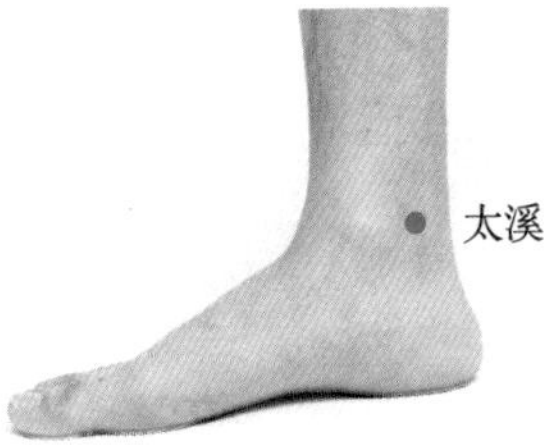

太溪　位于足部内侧，在足内踝与跟腱之间的凹陷处。

血海　在膝盖内侧上方，掌心包住髌骨，拇指与手掌呈45°，拇指指尖处即为本穴。

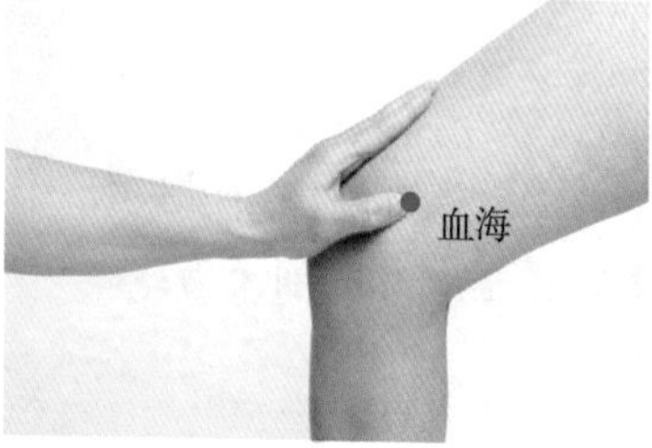

艾灸操作

以上穴位均可使用艾条温和灸，每穴每次灸3~5分钟，艾条燃烧端距离皮肤2~3cm。

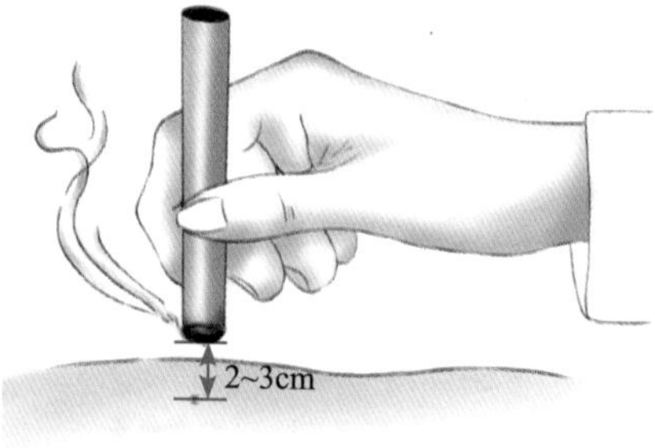

注意事项

1. 灸疗治崩漏应以“急则治其标，缓则治其本”为原则，崩漏时急宜止崩，以防厥脱；血止之后，宜固本善后，防止复发。
2. 灸疗治本病的疗程较长，应坚持治疗。若大出血出现虚脱时，应及时抢救，采取综合治疗措施。
3. 灸疗期间，宜多饮温开水，保持室内通风。

带下病

带下病以妇女带下明显增多，色、质、味异常为主的病证。

主要症状

临床上以带下白色较为多见，以白带较多，白黄带相兼次之，赤带常夹于白黄带之间。

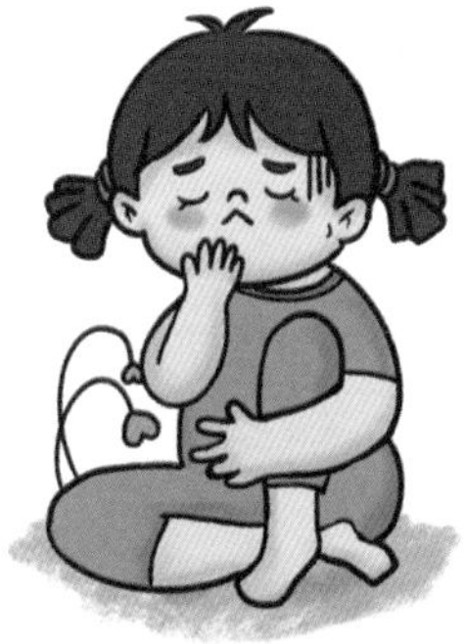

穴位选择

主穴 带脉、三阴交、中极、阳陵泉。

配穴 湿热下注配阴陵泉；脾虚湿盛配足三里；肾虚不固配肾俞。

穴位定位

带脉 在侧腹部，垂手夹臂，屈肘肘尖所对处，与脐相平，即为本穴。

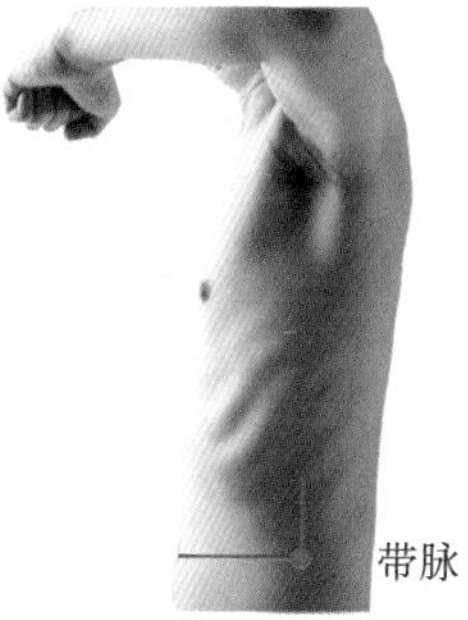

三阴交　位于小腿内侧，当足内踝尖上 3 寸，胫骨内侧缘后方。

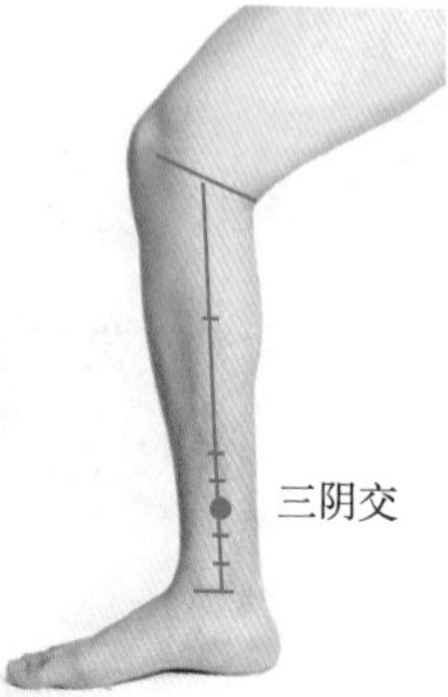

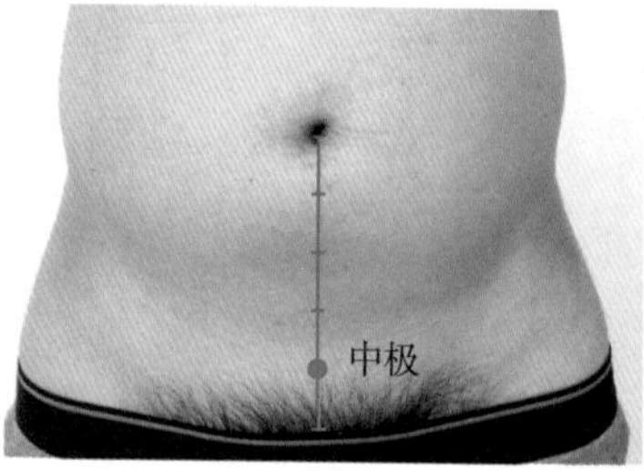

中极　在下腹部，前正中线上，肚脐与耻骨联合分为 5 等份，耻骨联合上 1 等份即为本穴。

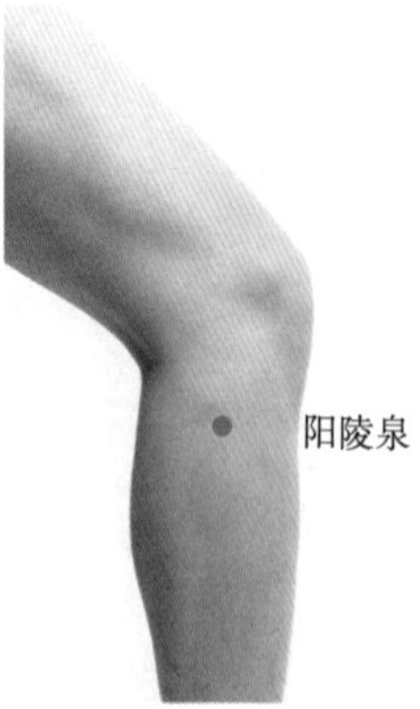

阳陵泉　在小腿外侧，当腓骨小头前下方凹陷中。

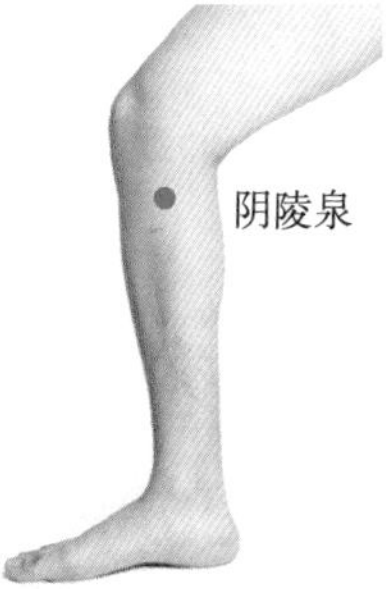

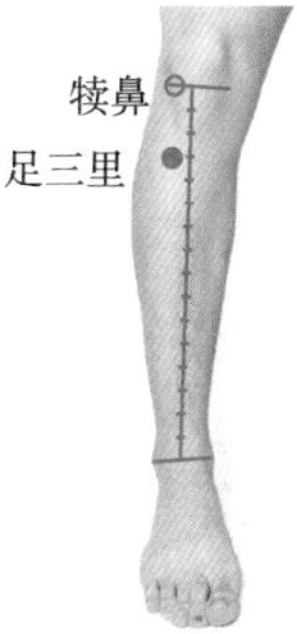

阴陵泉　在小腿内侧，胫骨内侧下缘与胫骨内侧面之间的凹陷中。

足三里　在小腿前外侧，当犊鼻（见附录一）下3寸，距胫骨前缘一横指。

肾俞　在腰部，当第2腰椎棘突下，后正中线旁开1.5寸。

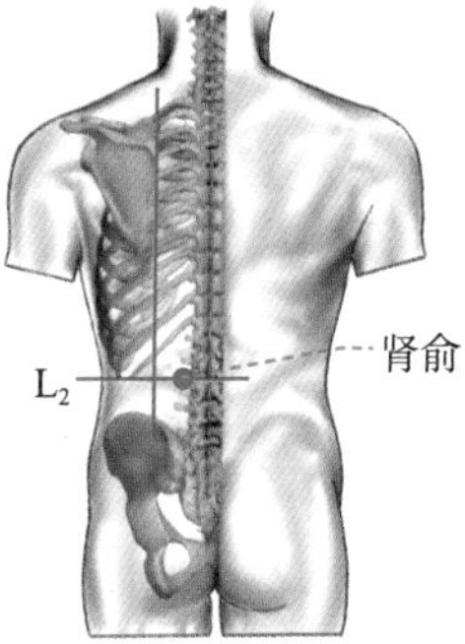

艾灸操作

以上穴位均可使用艾条温和灸，每穴每次灸3~5分钟，艾条燃烧端距离皮肤2~3cm。

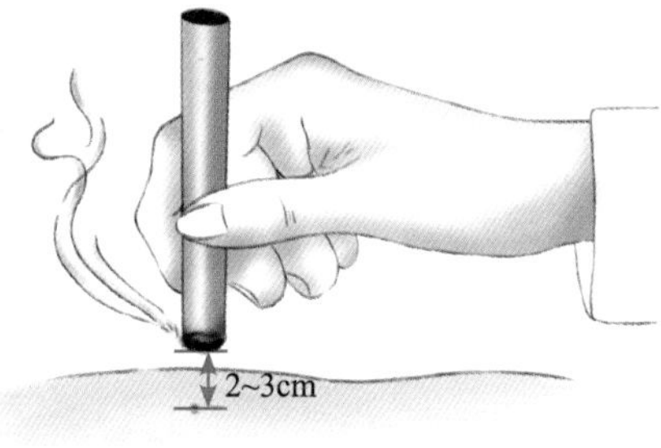

注意事项

1. 灸疗治疗本病疗效好，但由滴虫或真菌引起者，宜结合外用药以增强疗效。
2. 女性平时应保持外阴清洁干爽，注意经期及产褥期的卫生。
3. 灸疗期间，宜多饮温开水，保持室内通风。

胎位不正

胎位不正是指孕妇在妊娠 28 周后，产科检查时发现胎儿在子宫体内的位置异常。

主要症状

孕妇在妊娠28周后，产科检查时发现胎儿臀位、横位、枕后位、颜面位等谓之胎位不正。其中以臀位为常见，多见于腹壁松弛的孕妇或经产妇，是导致难产的主要因素之一。

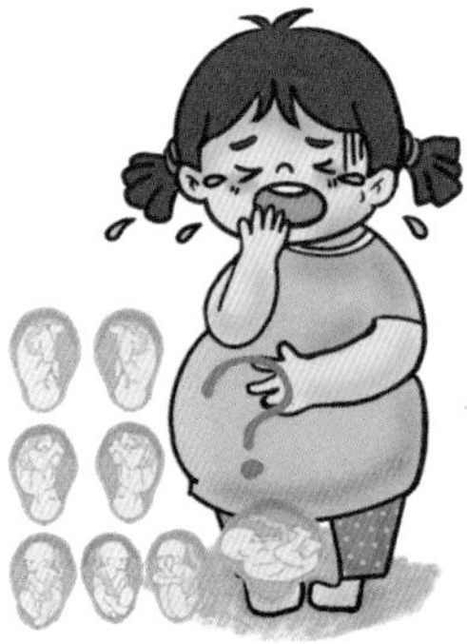

穴位选择

主穴 至阴、太溪、三阴交。

配穴 合谷。

穴位定位

至阴　位于足小指末节外侧，距离指甲根角侧上方 0.1 寸。

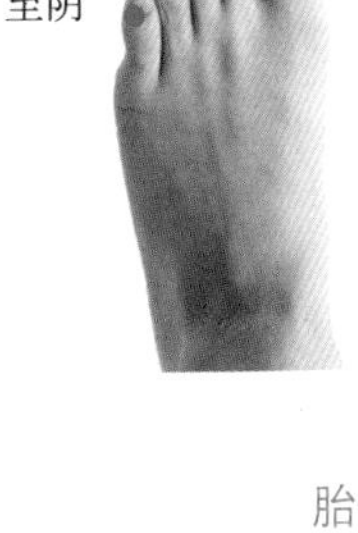

太溪　位于足部内侧，在足内踝与跟腱之间的凹陷处。

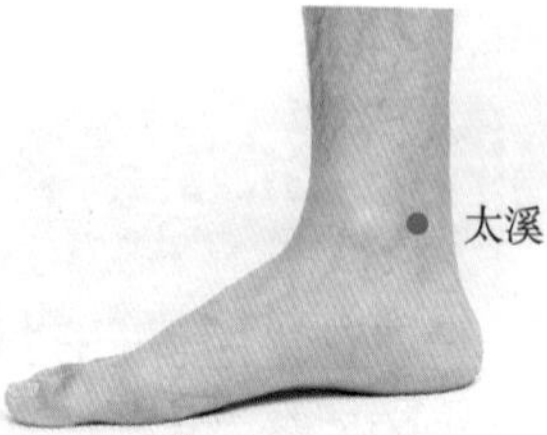

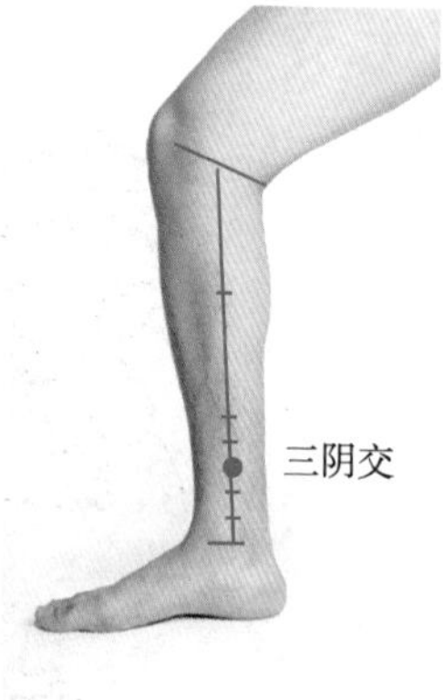

三阴交　位于小腿内侧，当足内踝尖上 3 寸，胫骨内侧缘后方。

合谷　在手背部，第 2 掌骨桡侧的中点处。

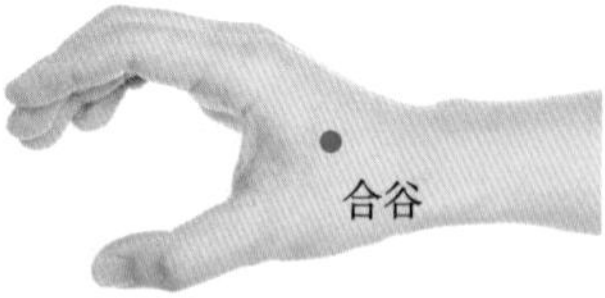

艾灸操作

以上穴位均可使用艾条温和灸，每穴每次灸3~5分钟，艾条燃烧端距离皮肤2~3cm。

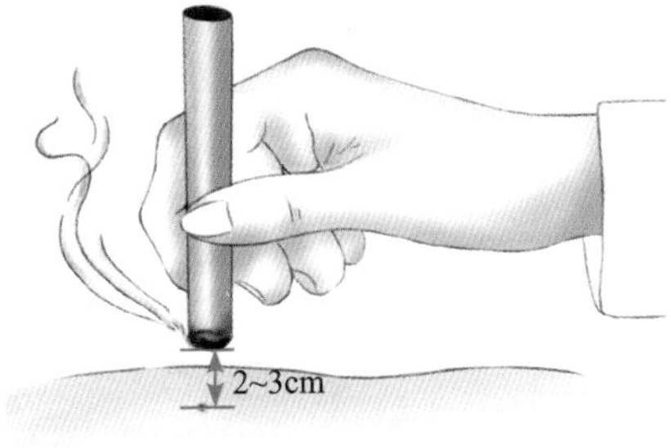

注意事项

1. 灸疗对本病有一定疗效，同时应做好孕妇的心理疏导工作，缓解忧虑等情绪。
2. 孕妇不宜久坐久卧，应适当增加散步、揉腹、扭腰等轻柔活动；卧床时多左向侧卧。
3. 孕妇忌食寒凉或易导致胀气的食品，如西瓜、山芋、豆类、红薯等；保持大便通畅。
4. 灸疗期间，宜多饮温开水，保持室内通风。

产后缺乳

产后缺乳是指产后哺乳期内产妇乳汁少或全无。

主要症状

产后缺乳是指产后哺乳期内产妇乳汁少或全无。主要是由于气虚瘀滞、肝郁气滞和痰浊阻滞所引起。

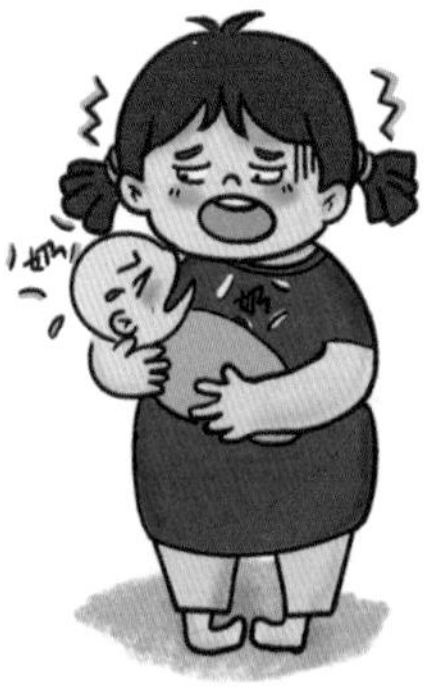

穴位选择

主穴 乳根、膻中、少泽。

配穴 气血不足配脾俞；肝气郁结配太冲。

穴位定位

乳根 乳头直下，乳房根部，当第5肋间隙，距前正中线4寸处。

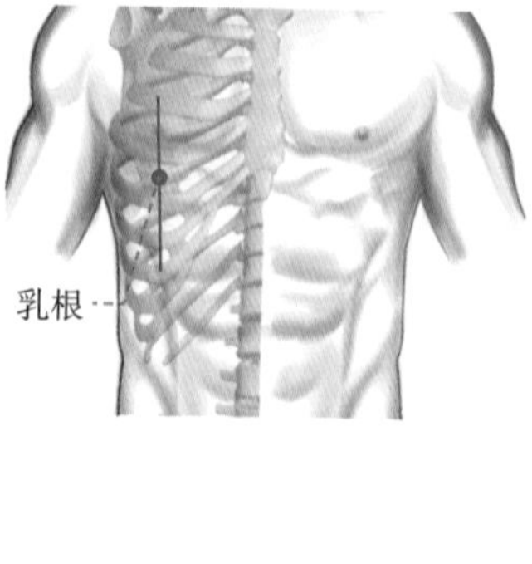

膻中　在胸部，当前正中线上，平第 4 肋间，两乳头连线中点处。

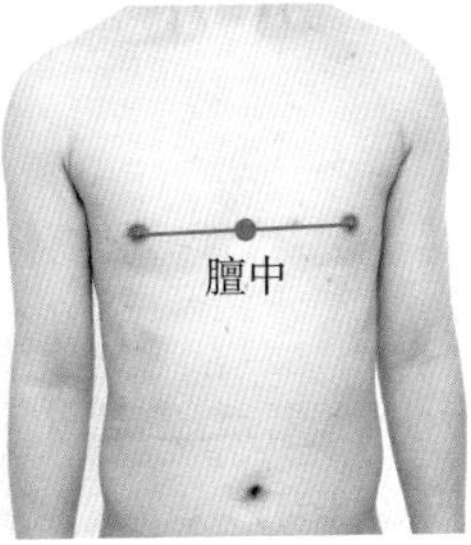

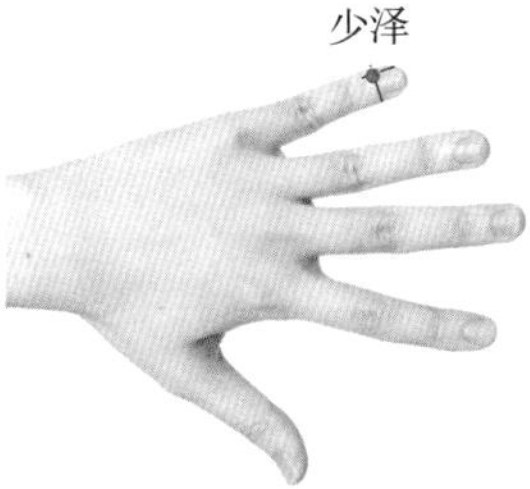

少泽　在手小指末节尺侧，距指甲根角侧上方 0.1 寸。

脾俞　在背部，当第 11 胸椎棘突下，旁开 1.5 寸处。

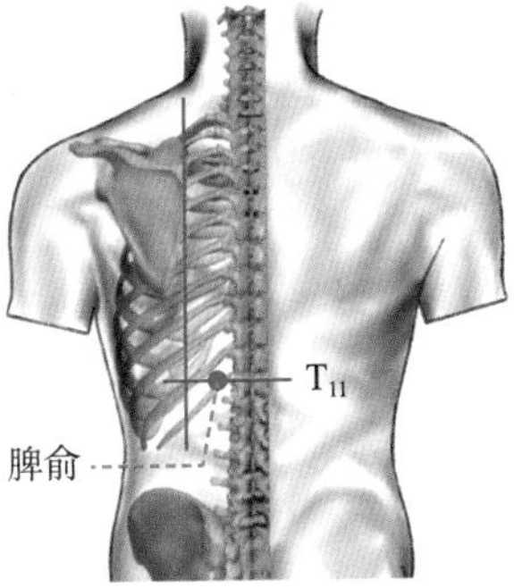

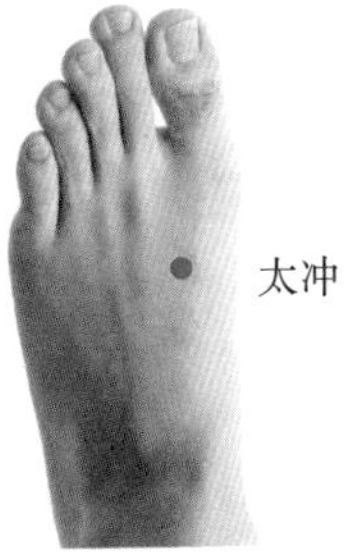

太冲　在足背，第 1、2 跖骨间，跖骨底结合部前方凹陷中。

艾灸操作

以上穴位均可使用艾条温和灸，每穴每次灸3~5分钟，艾条燃烧端距离皮肤2~3cm。

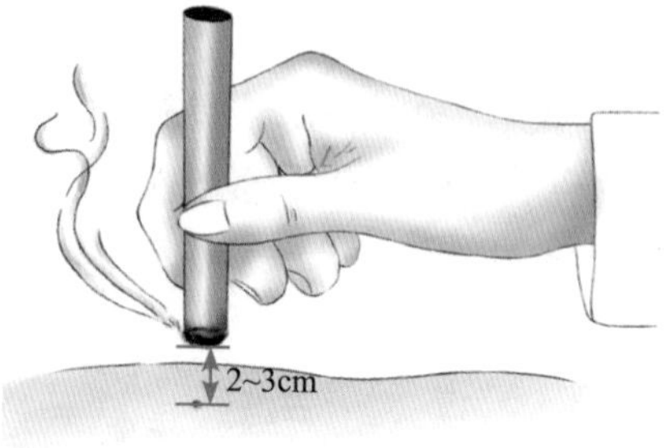

注意事项

1. 灸疗治疗乳少有较好的疗效。对乳汁排出不畅而有乳房胀满者，应排出积乳。
2. 治疗期间，患者应调畅情志，加强营养，避免过劳，保证充足睡眠，纠正不正确的哺乳方法。
3. 对乳汁壅滞，乳房胀满疼痛者，应避免挤压，以防止发生乳痈。

遗 精

遗精是指不因性生活而精液频繁遗泄的病证。

主要症状

每周2次以上，或每日数次，在睡梦中发生遗泄，或在清醒时精自滑出（滑精）。

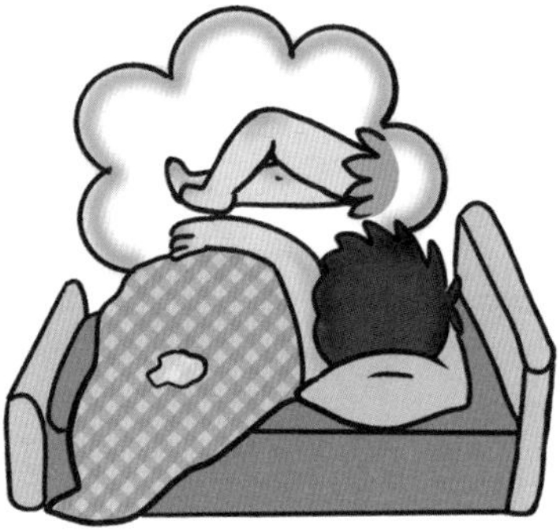

穴位选择

主穴 关元、中封、心俞、肾俞。

配穴 阴虚火旺配神门；湿热下注配中极。

穴位定位

关元 在下腹部，前正中线上，脐中下3寸。

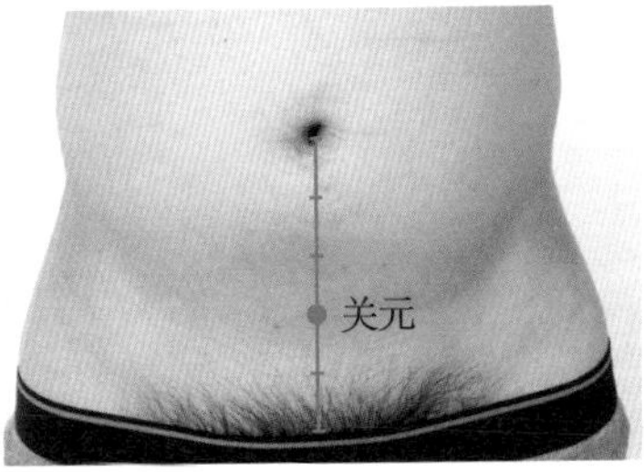

中封　在足内踝前方，胫骨前肌肌腱的内侧凹陷中。

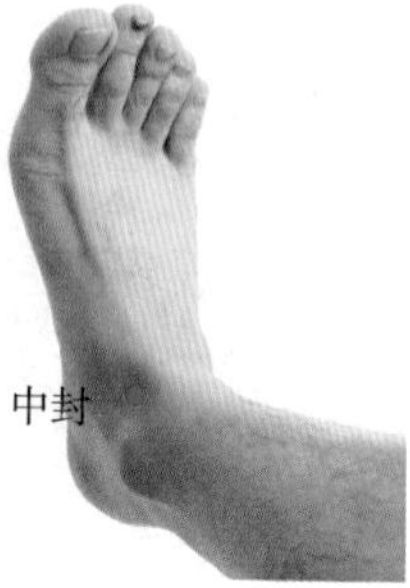

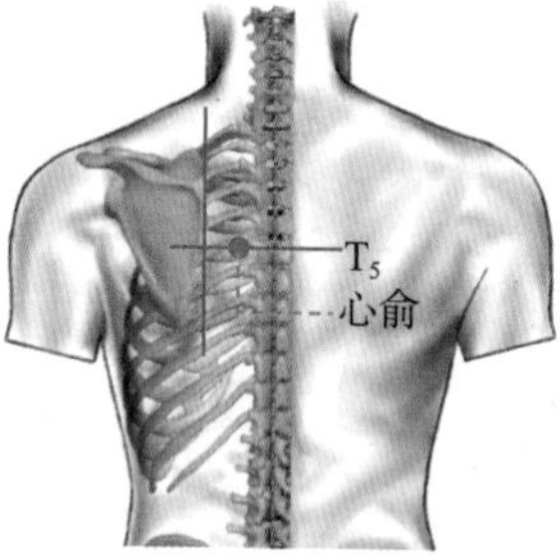

心俞　在背部，当第5胸椎棘突下，后正中线旁开1.5寸。

肾俞　在腰部，当第2腰椎棘突下，后正中线旁开1.5寸。

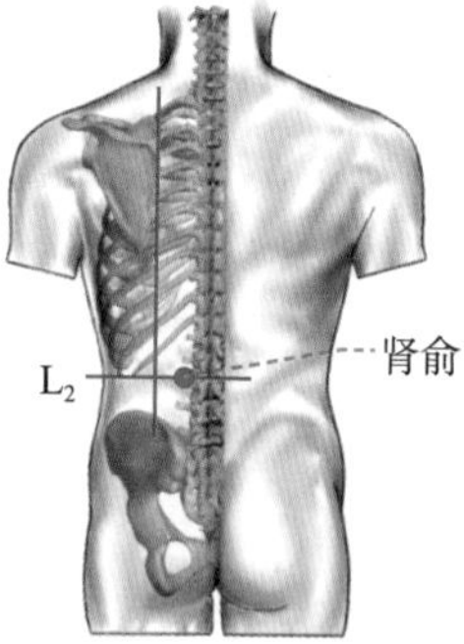

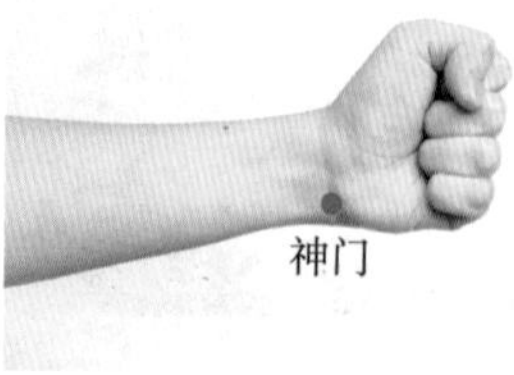

神门　位于腕部，腕掌侧横纹尺侧端，尺侧腕屈肌肌腱的桡侧凹陷处。

中极　在下腹部，前正中线上，肚脐与耻骨联合分为5等份，耻骨联合上1等份即为本穴。

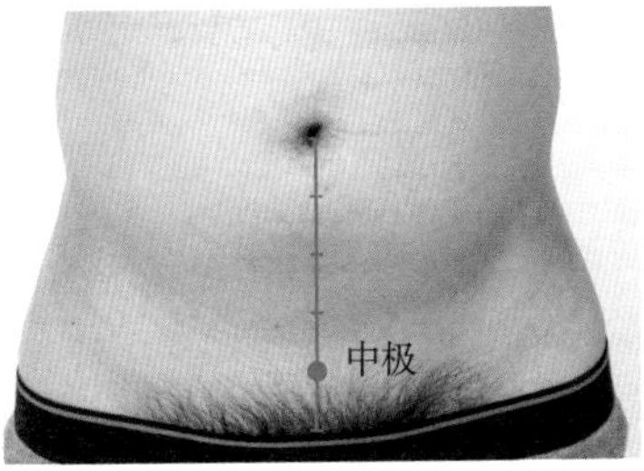

艾灸操作

以上穴位均可使用艾条温和灸，每穴每次灸3~5分钟，艾条燃烧端距离皮肤2~3cm。

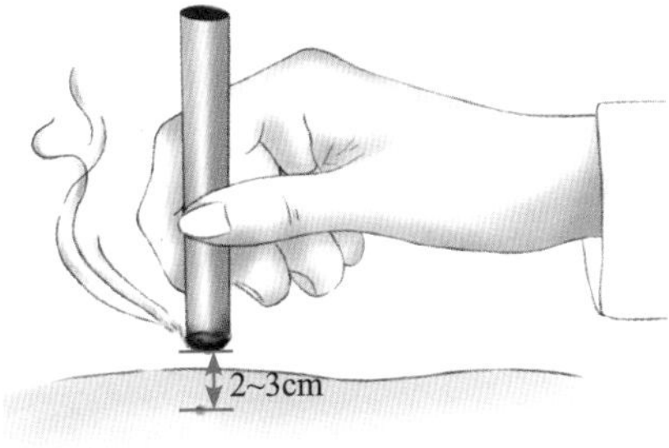

注意事项

1. 在治疗功能性遗精的同时，应注意消除患者的思想顾虑；对于器质性疾病引起者，需同时治疗原发病。
2. 未婚或已婚但无正常性生活的成年健康男子每月遗精1~2次属正常。
3. 要养成良好的生活习惯，勿频繁手淫，房事勿过度，作息规律。

前列腺炎

慢性前列腺炎是泌尿生殖系统的常见疾病之一，轻者可无明显的症状，重者可见会阴部坠胀疼痛不适，尿频尿痛，尿道口滴白等临床表现。

主要症状

排尿频繁、尿道口时有白色黏液渗出，有时有排尿困难，严重者可出现遗精、早泄等，射精时疼痛。

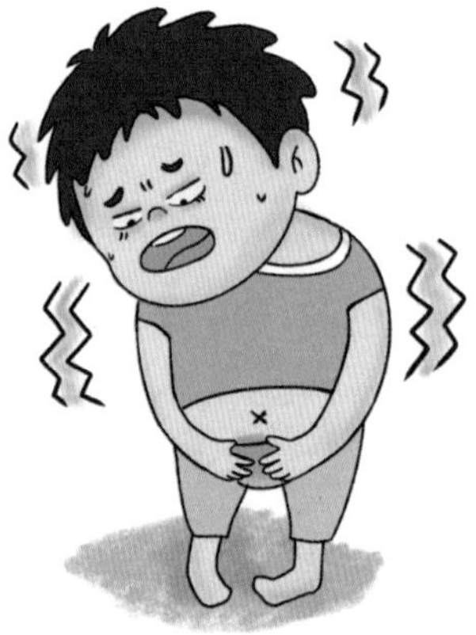

穴位选择

主穴 关元、肾俞、太溪、三阴交。

配穴 湿热下注配中极；脾虚气陷配脾俞。

穴位定位

关元　在下腹部，前正中线上，当脐下3寸。

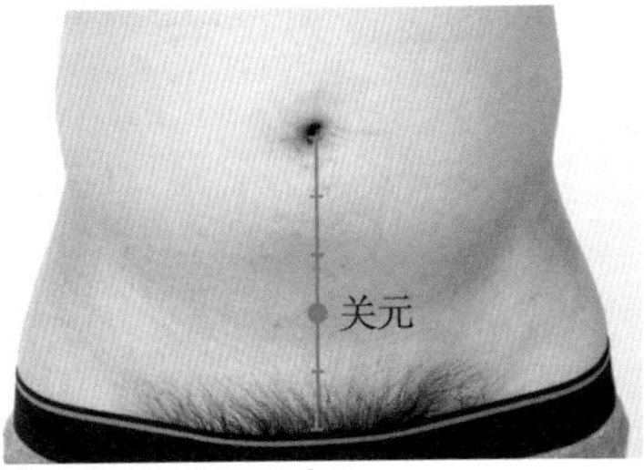

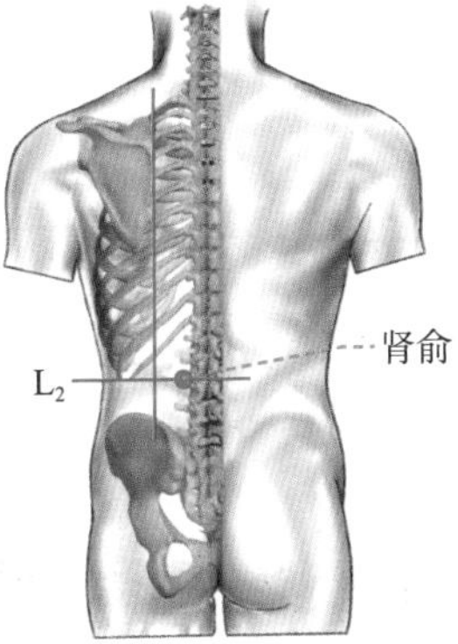

肾俞　在腰部，当第2腰椎棘突下旁开1.5寸。

太溪　位于足部内侧，在足内踝与跟腱之间的凹陷处。

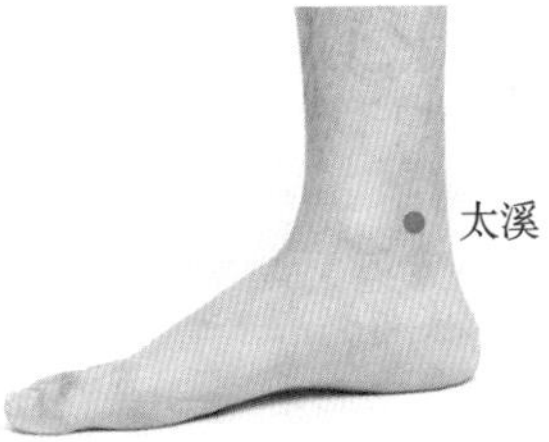

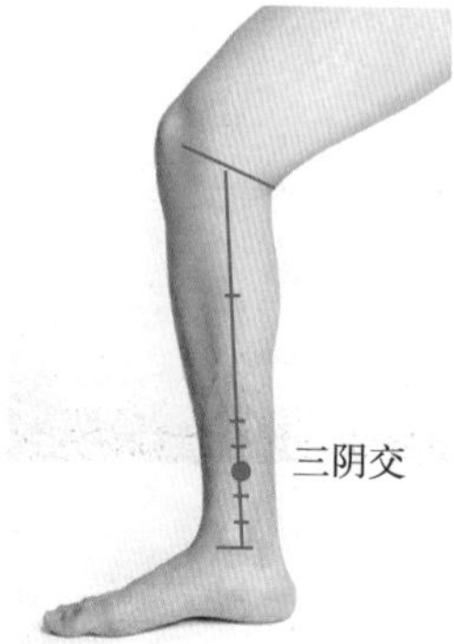

三阴交　位于小腿内侧，当足内踝尖上 3 寸，胫骨内侧缘后方。

中极　在下腹部，前正中线上，肚脐与耻骨联合分为 5 等份，耻骨联合上 1 等份即为本穴。

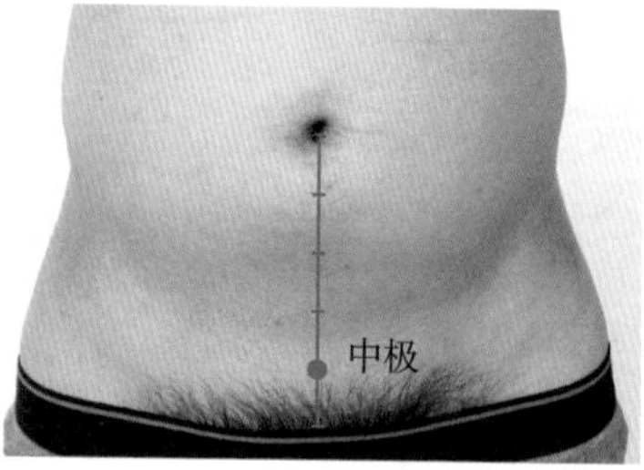

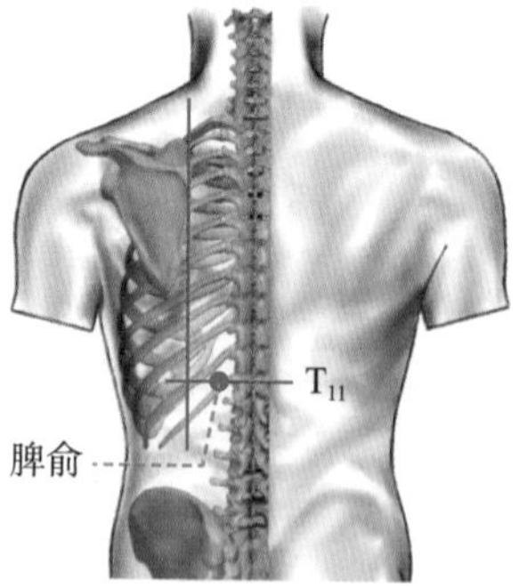

脾俞　在背部，当第 11 胸椎棘突下，旁开 1.5 寸处。

艾灸操作

以上穴位均可使用艾条温和灸，每穴每次灸3~5分钟，艾条燃烧端距离皮肤2~3cm。

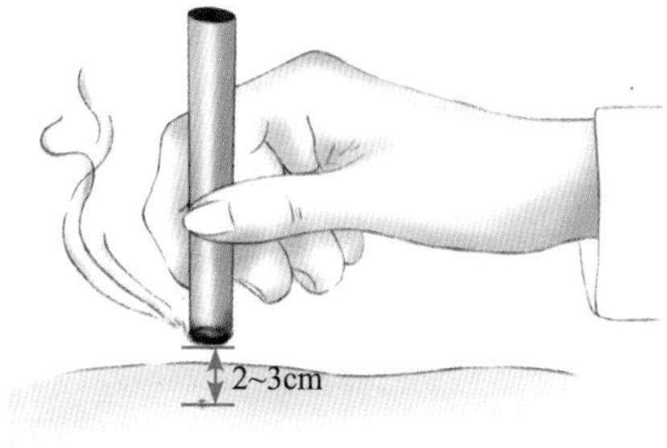

注意事项

1. 灸疗可以改善前列腺炎的症状，但需要长期坚持。
2. 注意防寒保暖，不食刺激性食物，禁酒，治疗期间宜节制房事。

阳痿

阳痿是指男子未到性功能衰退年龄而出现性生活中阴茎不能勃起或勃起不坚，而影响性生活的一类病症。

主要症状

阳事不举，不能进行正常性生活，或阴茎勃起不适，时间短暂，每多早泄。

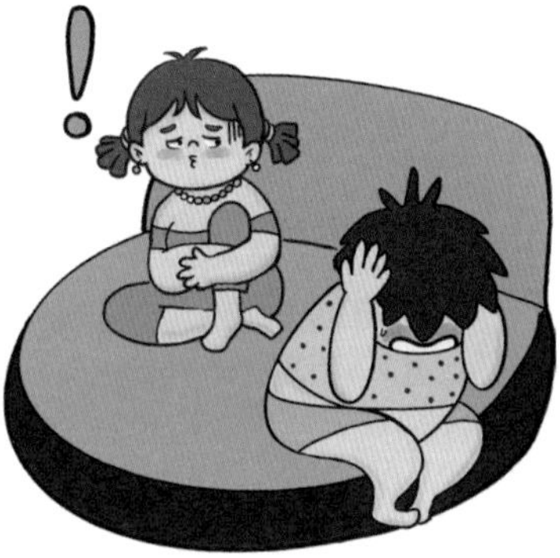

穴位选择

主穴　关元、肾俞、三阴交。

配穴　心脾两虚配心俞、脾俞；阴虚火旺配神门；肝郁气滞配太冲。

穴位定位

关元　在下腹部，前正中线上，当脐下3寸。

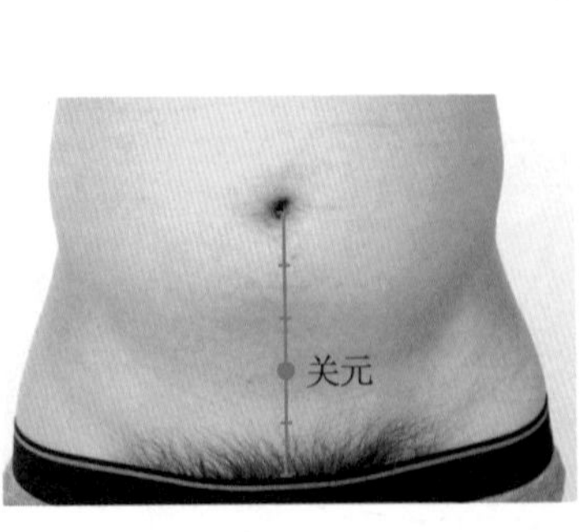

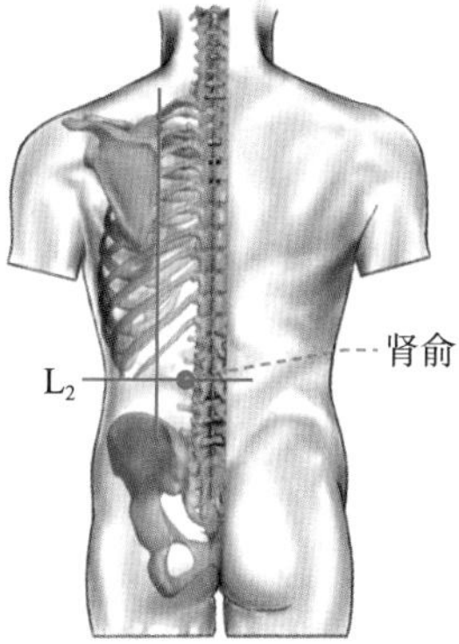

肾俞 在腰部，当第 2 腰椎棘突下旁开 1.5 寸处。

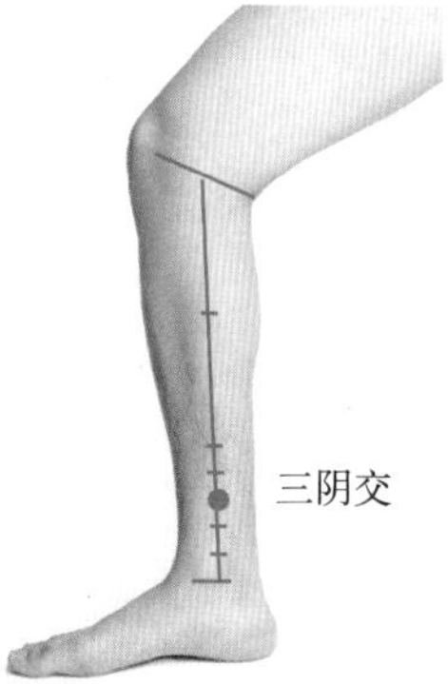

三阴交 位于小腿内侧，当足内踝尖上 3 寸，胫骨内侧缘后方。

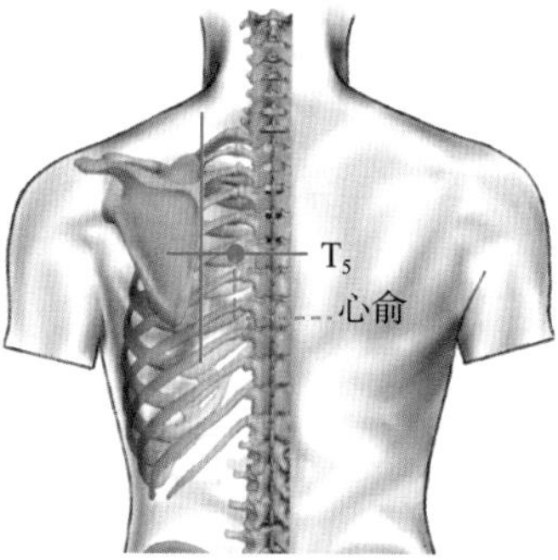

心俞 在背部，第 5 胸椎棘突下，后正中线旁开 1.5 寸处。

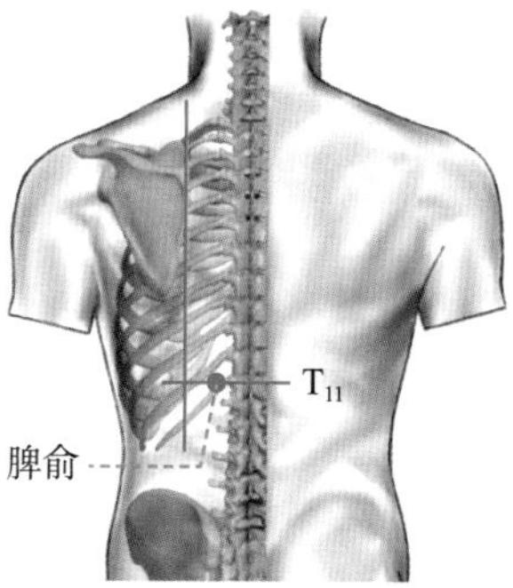

脾俞 在背部，当第 11 胸椎棘突下，旁开 1.5 寸处。

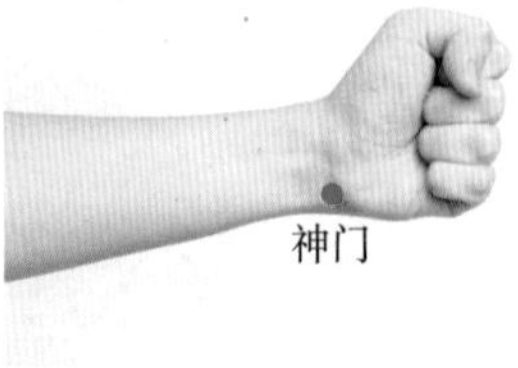

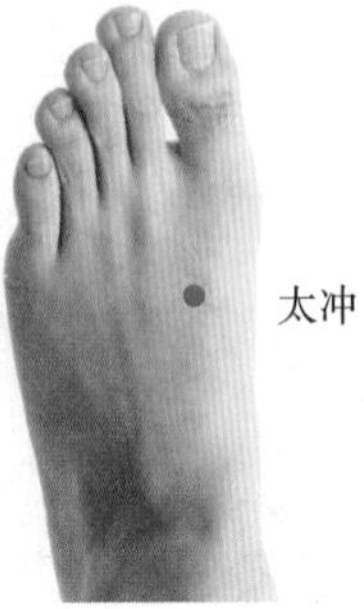

神门 位于腕部，腕掌侧横纹尺侧端，尺侧腕屈肌肌腱的桡侧凹陷处。

太冲 在足背，第1、2跖骨间，跖骨底结合部前方凹陷中。

艾灸操作

以上穴位均可使用艾条温和灸，每穴每次灸3~5分钟，艾条燃烧端距离皮肤2~3cm。

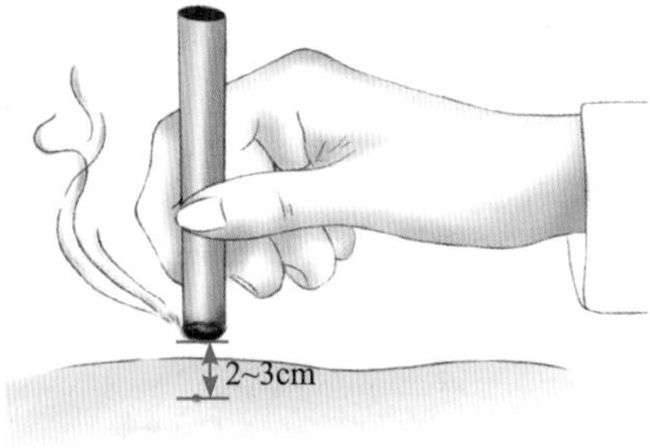

注意事项

1. 养成良好心态，树立信心，避免因精神心理因素导致的早泄。
2. 治疗期间注意节制房事，作息规律，戒烟戒酒。
3. 长期无改善者应及时就医。

小儿营养不良

小儿营养不良是以面黄肌瘦、毛发稀疏、腹部膨隆、精神萎靡为主症的病症。

主要症状

精神疲惫，形体羸瘦，面色萎黄，毛发稀疏或干枯。

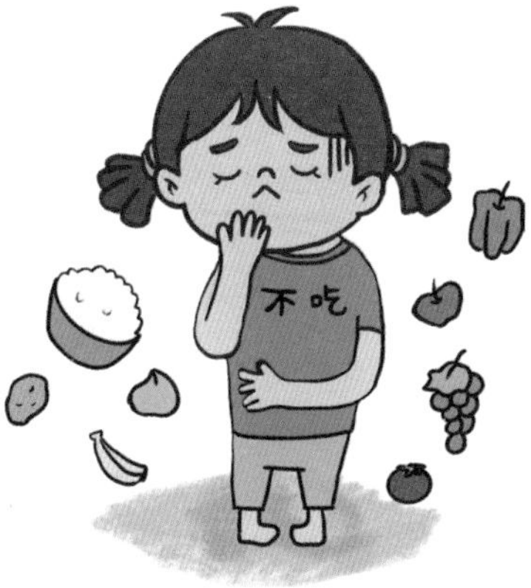

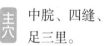

穴位选择

主穴 中脘、四缝、足三里。

配穴 脾胃虚弱配脾俞、胃俞；禀赋不足配肾俞、气海。

中脘　在腹部，前正中线上，肚脐与胸剑联合连线中点处。

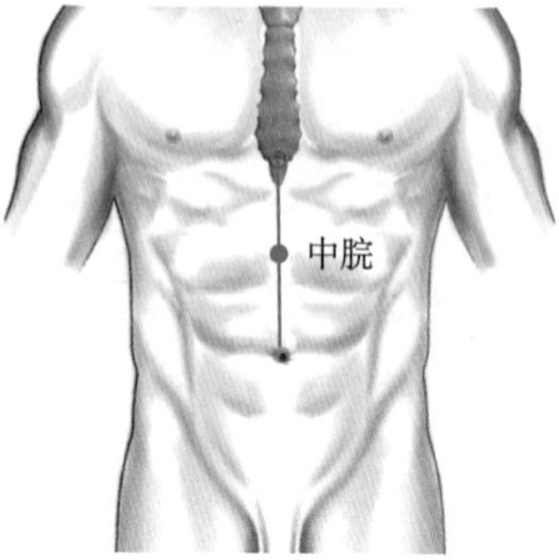

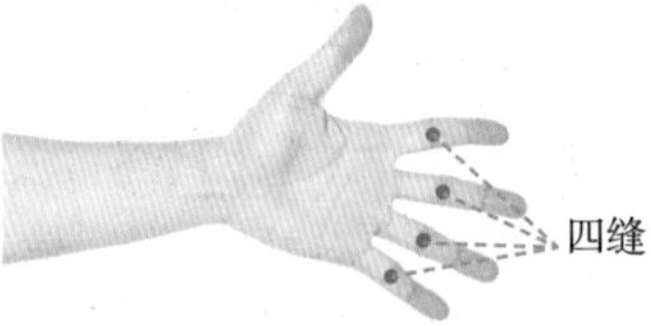

四缝　在手指，第2~5掌面的近侧指间关节横纹的中央，一手四穴。

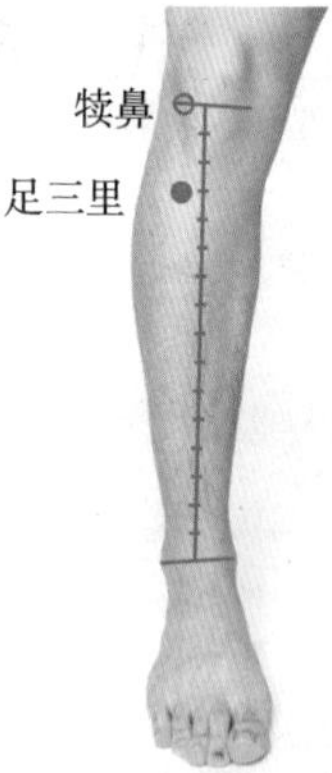

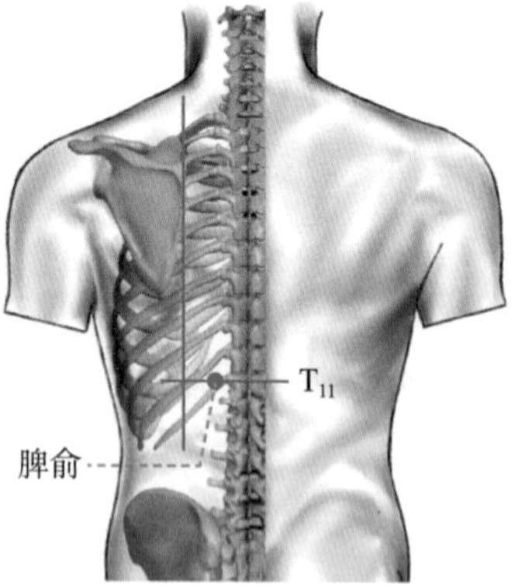

足三里　在小腿前外侧，当犊鼻（见附录一）下3寸，距胫骨前缘一横指。

脾俞　在背部，当第11胸椎棘突下，后正中线旁开1.5寸处。

胃俞　在背部，当第12胸椎棘突下，后正中线旁开1.5寸处。

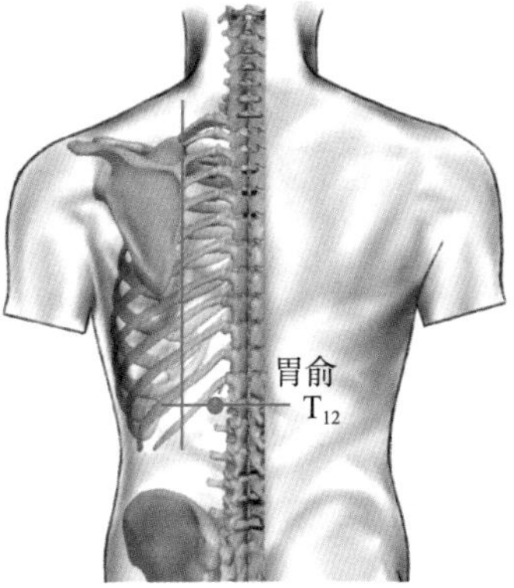

艾灸操作

以上穴位均可使用艾条回旋灸，每穴每次灸3~5分钟。

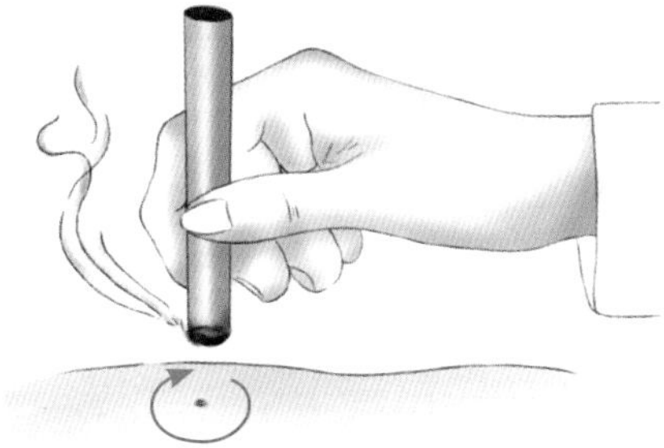

注意事项

1. 灸疗可以改善小儿营养不良的症状。
2. 灸疗时务必加强儿童配合，以免烫伤。
3. 灸疗期间，宜多饮温水，保持室内通风，少去公共场所。

小儿消化不良

小儿消化不良是指以小儿不思饮食、食而不化、腹部胀满、大便不调为主症的病证。

主要症状

不思饮食，胃脘胀满或疼痛，呕吐酸馊乳食，大便酸臭，或溏薄或秘结。

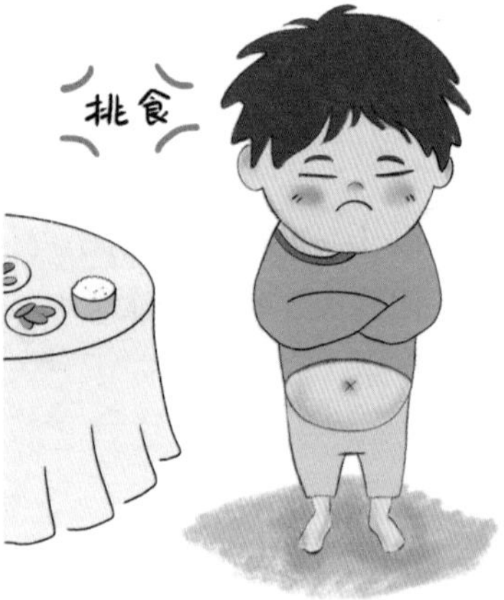

穴位选择

主穴　下脘、中脘、天枢、足三里。

配穴　脾胃虚寒配脾俞、胃俞；禀赋不足配神阙。

穴位定位

下腕　在上腹部，前正中线上，中脘与肚脐连线中点处。

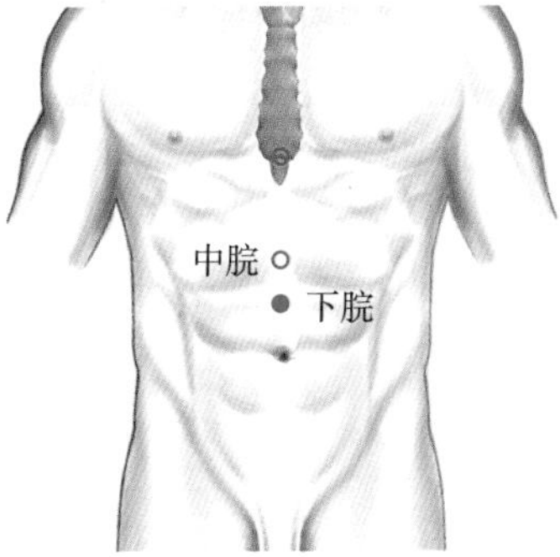

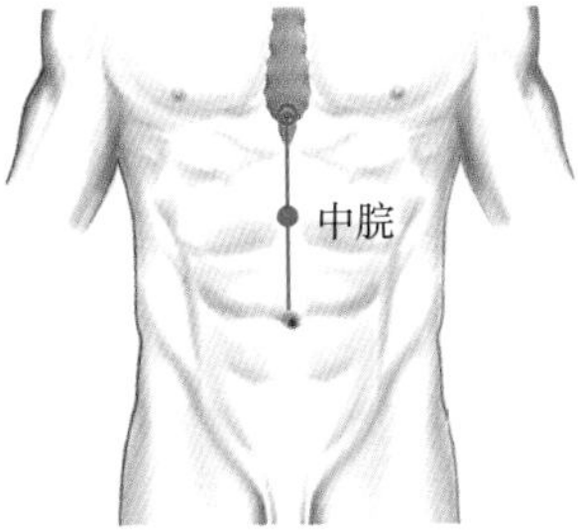

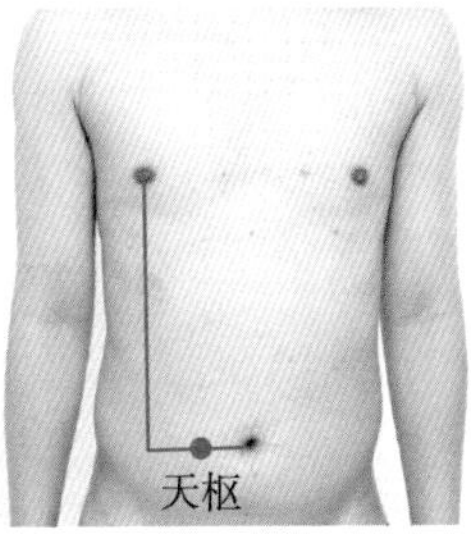

中脘　在腹部，前正中线上，肚脐与胸剑联合连线中点处。

天枢　在腹部，横平脐中，前正中线旁开 2 寸。

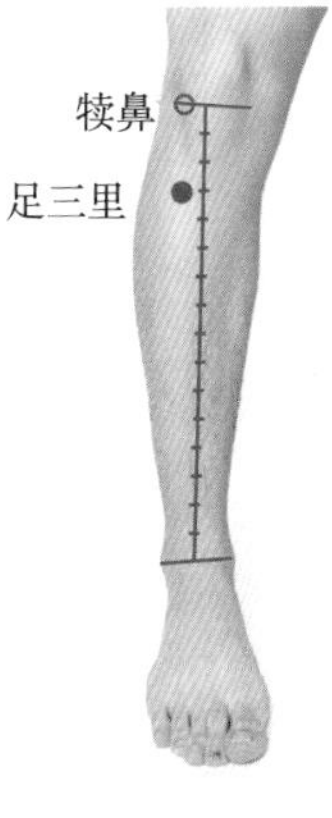

足三里　在小腿外侧，犊鼻（见附录一）下 3 寸，距胫骨前缘一横指。

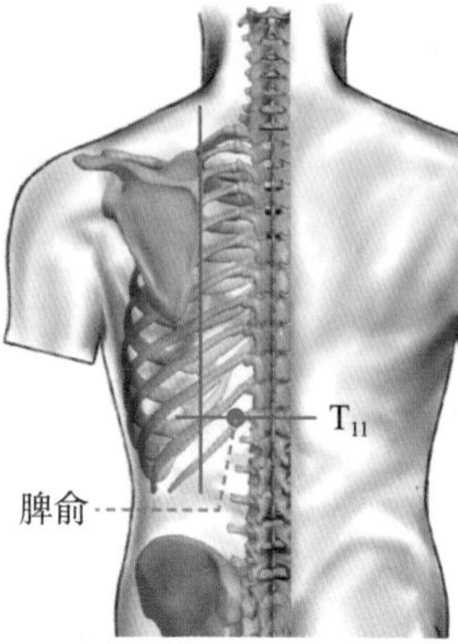

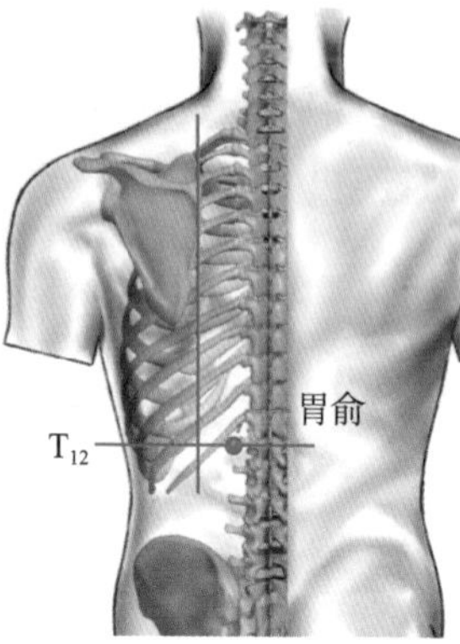

脾俞　在背部，当第11胸椎棘突下，后正中线旁开1.5寸处。

胃俞　在背部，当第12胸椎棘突下，后正中线旁开1.5寸处。

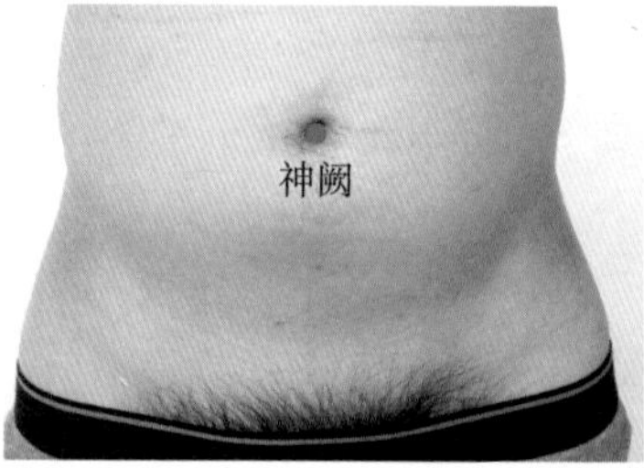

神阙　在脐中部，脐中央。

艾灸操作

以上穴位可使用艾条温和灸，也可配合手指点按，每穴每次灸 3~5 分钟，艾条燃烧端距离皮肤 2~3cm。

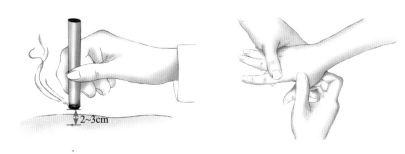

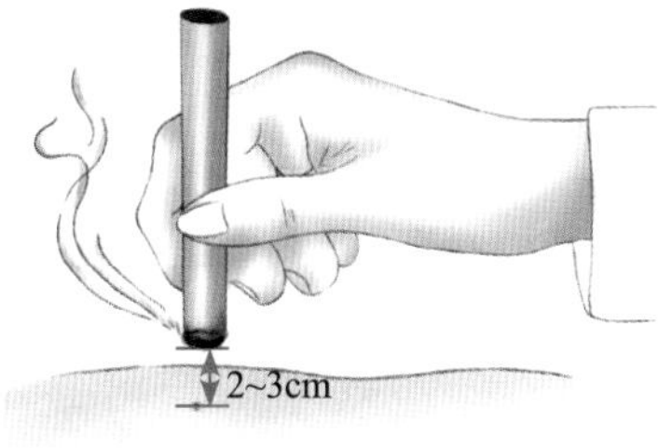

注意事项

1. 灸疗可以改善小儿消化不良的症状。
2. 灸疗时务必加强儿童配合，以免烫伤。
3. 灸疗期间，宜多饮温水，保持室内通风，少去公共场所。

小儿脑性瘫痪

小儿脑性瘫痪简称脑瘫，是指由于不同原因引起的非进行性中枢性运动障碍，可伴有智力低下、惊厥、听觉与视觉障碍及学习困难等，是多种原因引起脑损伤所致的后遗症。

主要症状

智力低下，发育迟缓，四肢运动障碍。

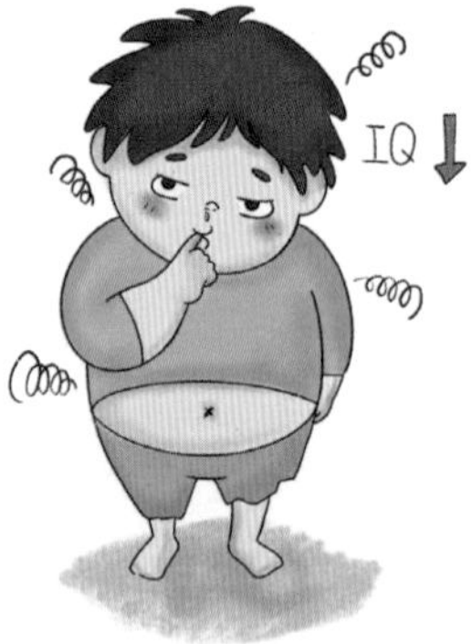

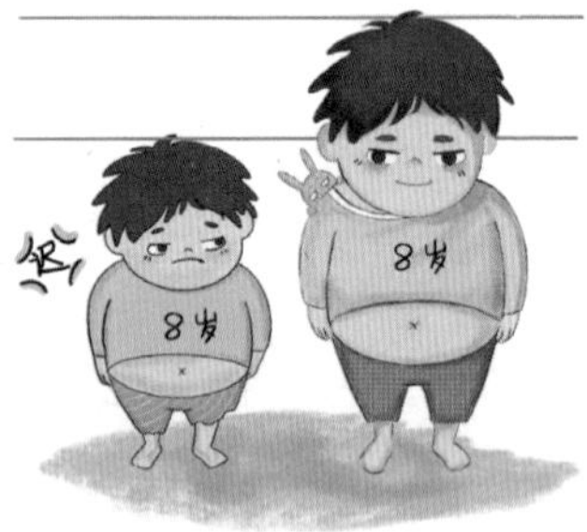

穴位选择

主穴 百会、四神聪、足三里、悬钟。

配穴 下肢瘫痪加秩边、阳陵泉；腕下垂加外关、阳池。

穴位定位

百会　在头部，前发际正中直上 5 寸，或折耳两耳尖连线的中点。

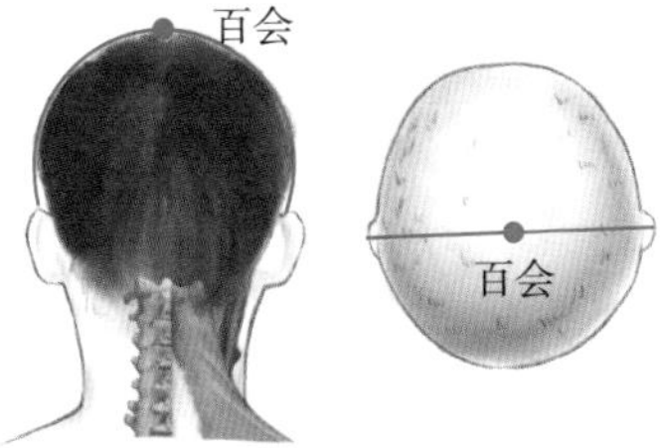

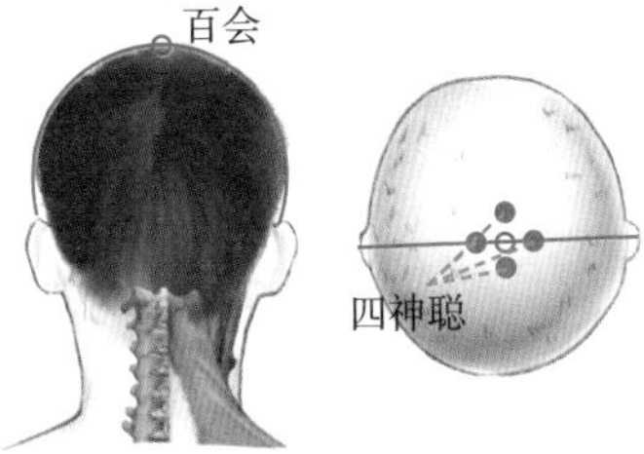

四神聪　在头部，百会前后左右各旁开 1 寸，共 4 穴。

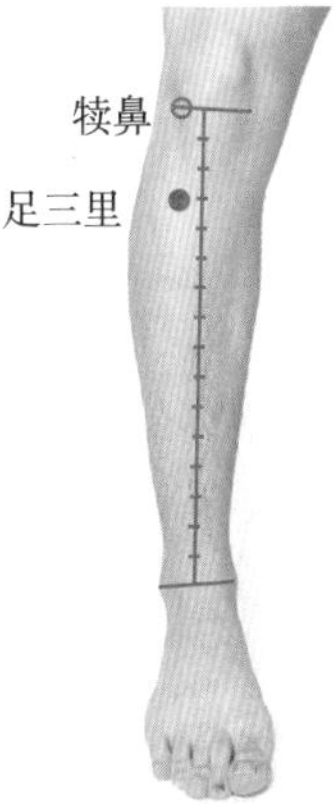

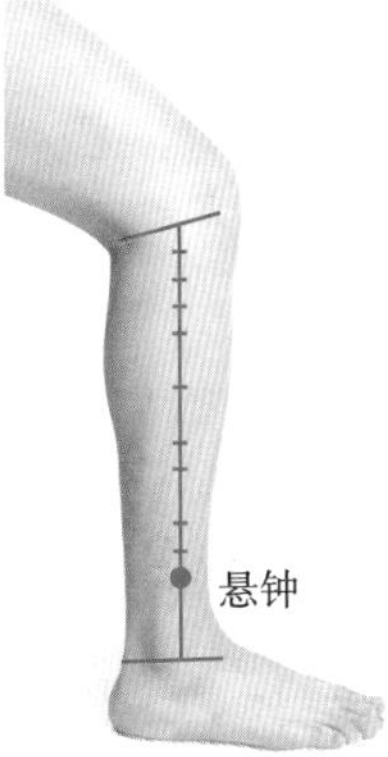

足三里　在小腿外侧，犊鼻（见附录一）下 3 寸，距胫骨前缘一横指。

悬钟　在小腿外侧，外踝尖上 3 寸，腓骨前缘。

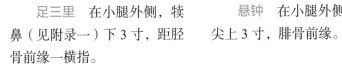

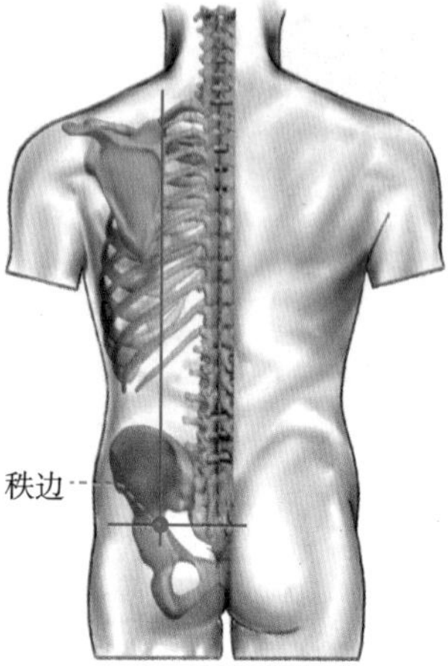

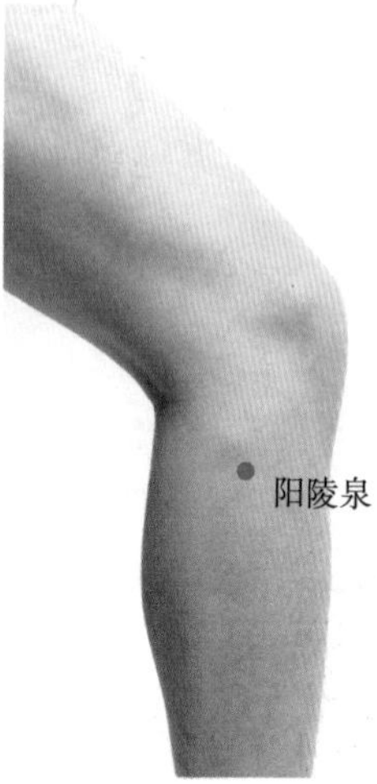

秩边 在臀部，平第 4 骶后孔，骶正中嵴旁开 3 寸处。

阳陵泉 在小腿外侧，当腓骨小头前下方凹陷中。

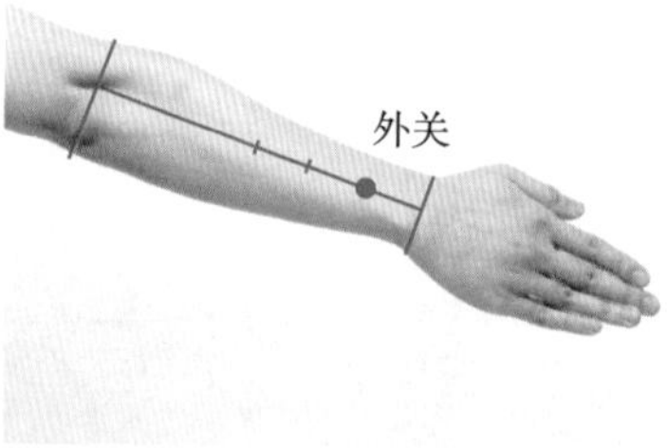

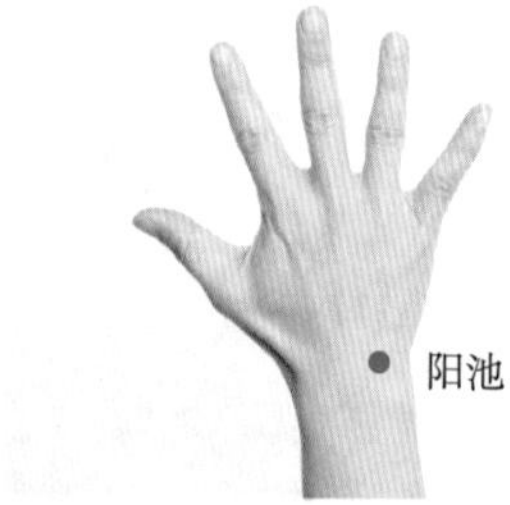

外关 位于前臂背侧，在前臂后区，当阳池与肘尖的连线上，腕背侧远端横纹上 2 寸，尺骨与桡骨间隙中点。

阳池 在腕背横纹中，当指伸肌肌腱的尺侧缘凹陷处。

艾灸操作

以上穴位均可使用艾条温和灸，每穴每次灸 3~5 分钟，艾条燃烧端距离皮肤 2~3cm。

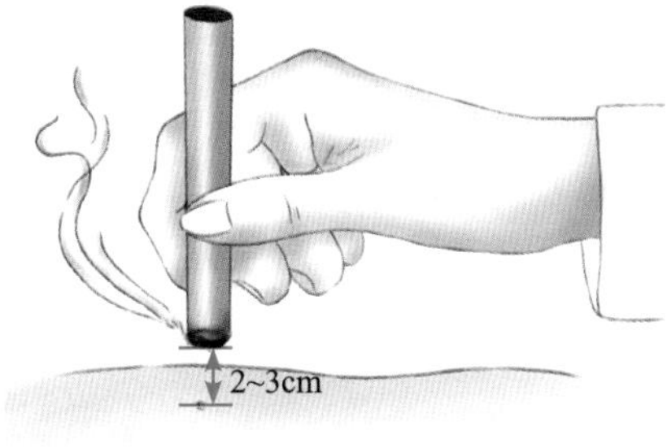

注意事项

1. 灸疗可以改善小儿脑性瘫痪的部分症状。
2. 灸疗时务必加强儿童配合，以免烫伤。
3. 灸疗期间，宜多饮温水，保持室内通风，少去公共场所。

荨麻疹

荨麻疹是由于皮肤、黏膜小血管扩张及渗透性增加而出现的一种局限于表面的水肿性团块，大小不等。

主要症状

皮肤异常瘙痒，出现成块成片状大小不等的风团，高起皮肤，边界清楚，发病迅速，消退亦快，此起彼伏，反复发作，消退后不留任何痕迹。

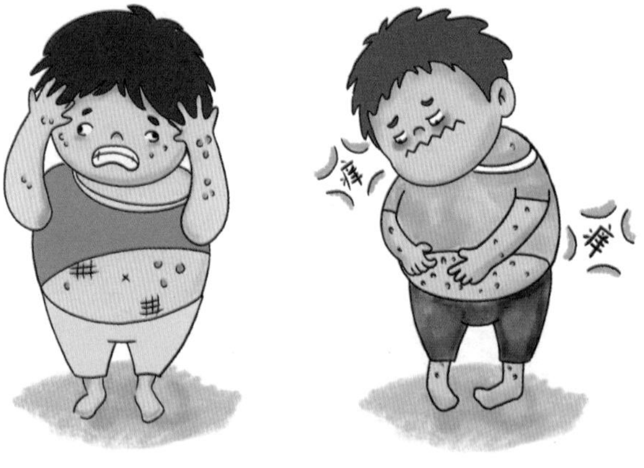

穴位选择

主穴：膈俞、曲池、血海、委中。

配穴：血虚风燥配足三里；肠胃积热配内庭。

膈俞　在脊柱区，第7胸椎棘突下后正中线旁开1.5寸处。

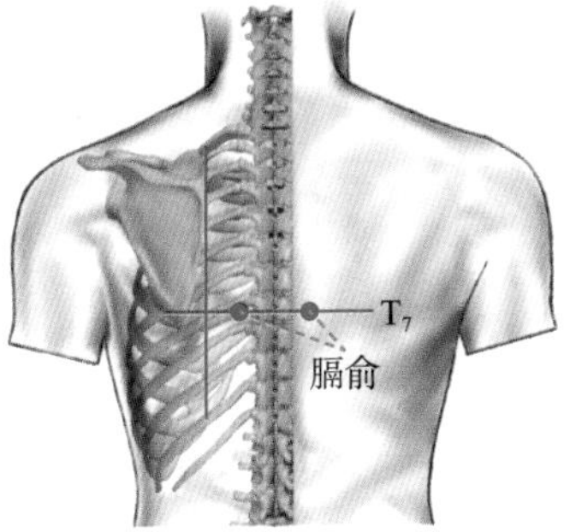

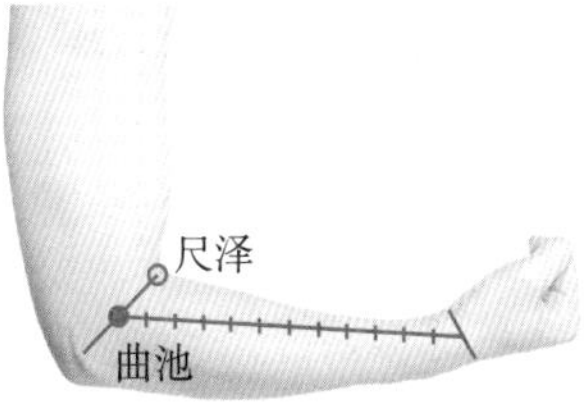

曲池　在肘区，在尺泽（见附录一）与肱骨外上髁连线中点凹陷处。

血海　在膝盖内侧上方，掌心包住髌骨，拇指与手掌呈45°，拇指指尖处即为本穴。

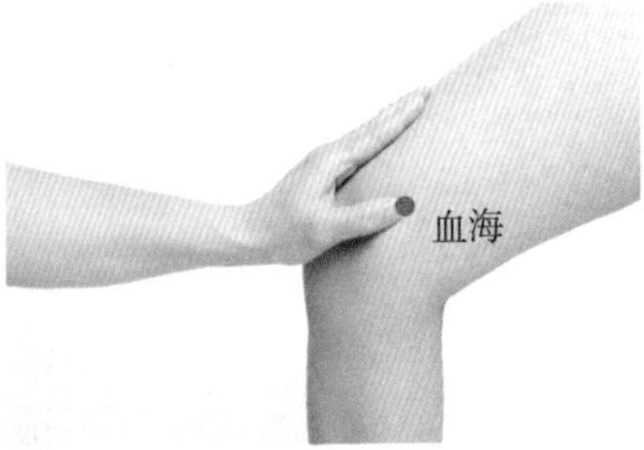

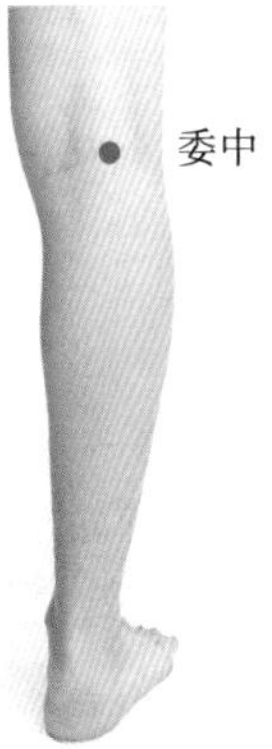

委中　在腘横纹，当股二头肌肌腱与半腱肌肌腱的中点。

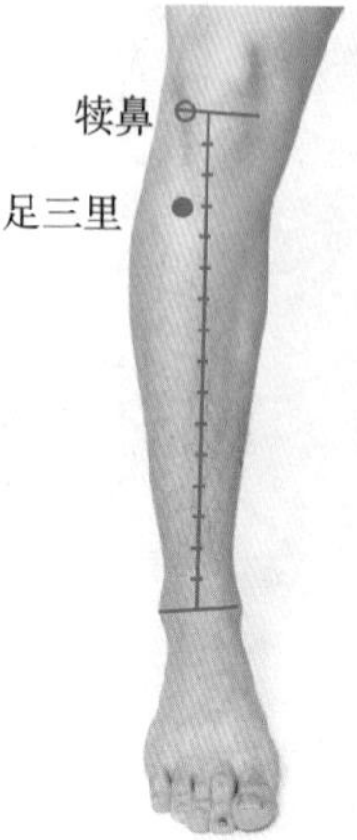

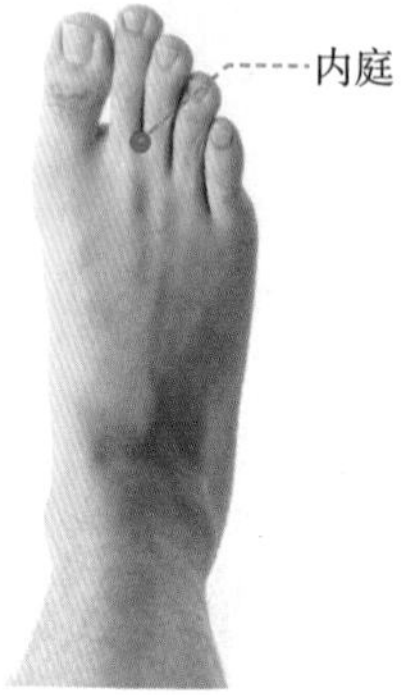

足三里　在小腿外侧，犊鼻（见附录一）下 3 寸，距胫骨前缘一横指。

内庭　在足背，第 2、3 趾间，趾蹼缘后方赤白肉际处。

艾灸操作

以上穴位均可使用艾条温和灸，每穴每次灸 3~5 分钟，艾条燃烧端距离皮肤 2~3cm，也可在患处拔罐以配合治疗。

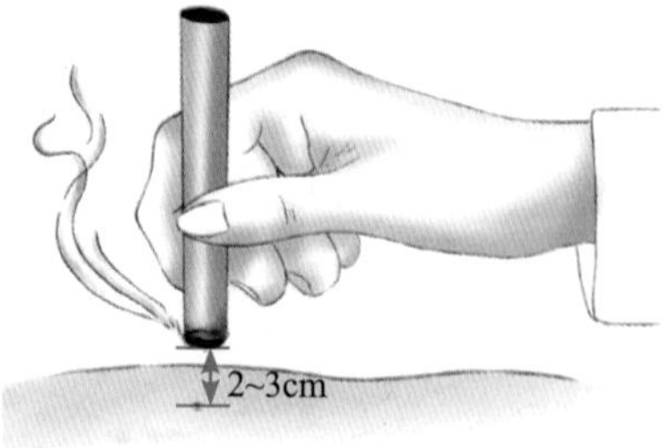

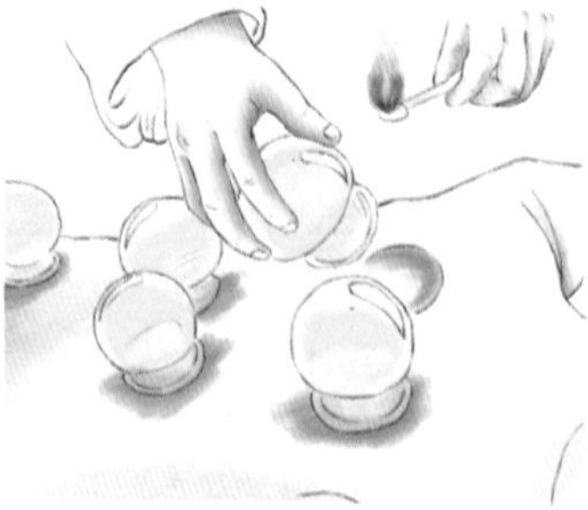

注意事项

1. 灸疗可以改善荨麻疹的症状。
2. 阴虚火旺者宜适当缩短艾灸时间。
3. 灸疗期间，宜多饮温水，保持室内通风，少去公共场所。

神经性皮炎

神经性皮炎是一种皮肤神经功能失调所致的肥厚性皮肤病，又称慢性单纯性苔癣、牛皮癣，以皮肤增厚和阵发性剧痒为特征，多见于成年人。

主要症状

好发于颈后、肘、骶、踝等部位，初起瘙痒而无皮疹，反复搔抓后皮肤出现粟粒至绿豆大小丘疹，日久局部皮肤增厚、粗糙，呈皮革样苔藓样变。

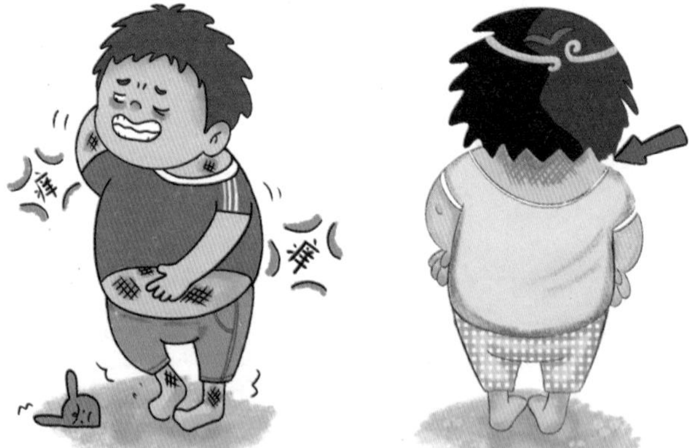

穴位选择

主穴 阿是穴、大椎、曲池、委中。

配穴 血虚证配血海；阴虚证配三阴交。

阿是穴　痛点明显处。

大椎　在脊柱区，后正中线上，第 7 颈椎棘突下凹陷中。

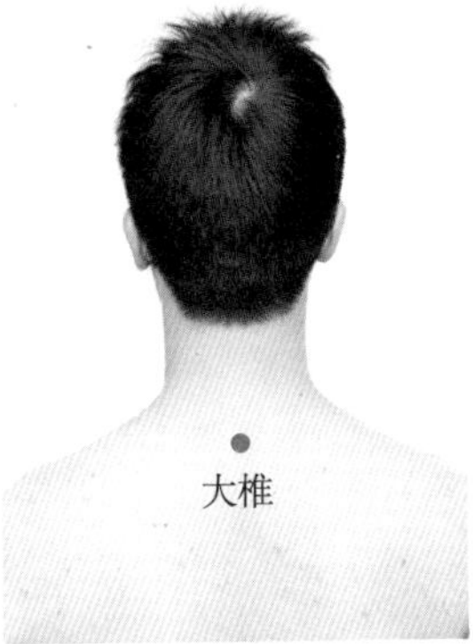

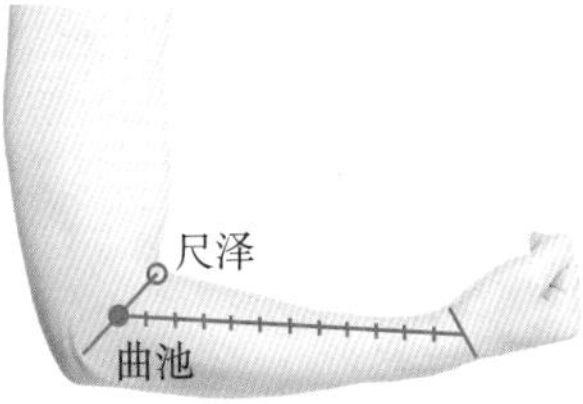

曲池　在肘区，在尺泽（见附录一）与肱骨外上髁连线中点凹陷处。

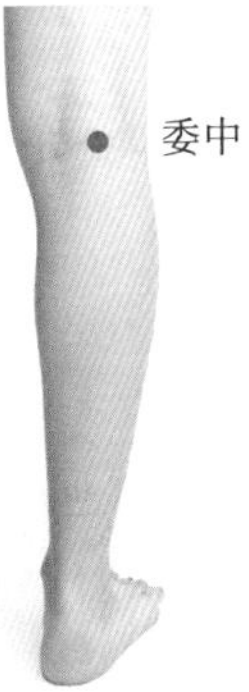

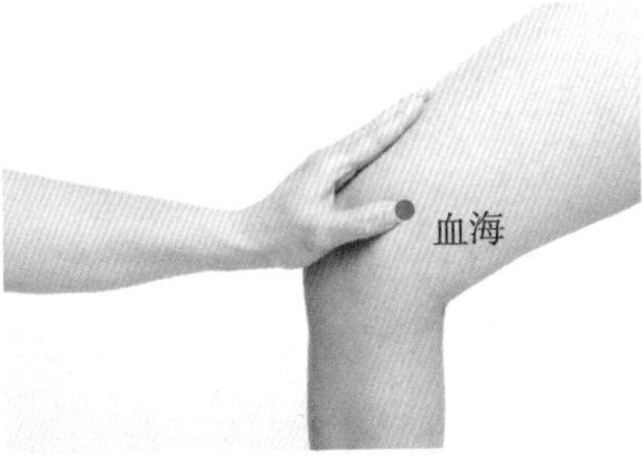

委中　在腘横纹，当股二头肌肌腱与半腱肌肌腱的中点。

血海　在膝盖内侧上方，掌心包住髌骨，拇指与手掌呈 45°，拇指指尖处即为本穴。

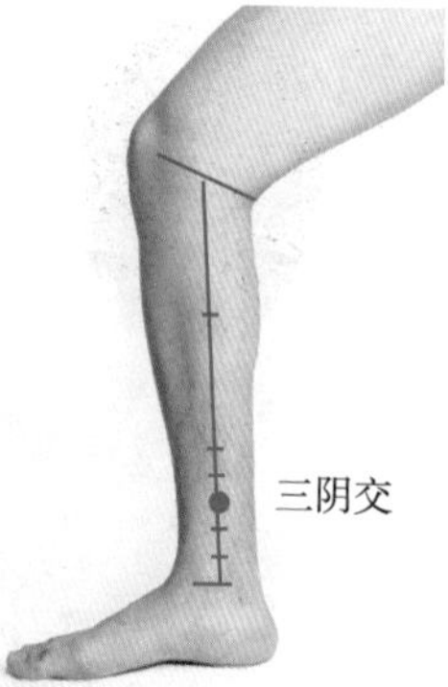

三阴交　位于小腿内侧，当足内踝尖上 3 寸，胫骨内侧缘后方。

艾灸操作

以上穴位均可使用艾条温和灸，每穴每次灸 10~15 分钟，艾条燃烧端距离皮肤 2~3cm。

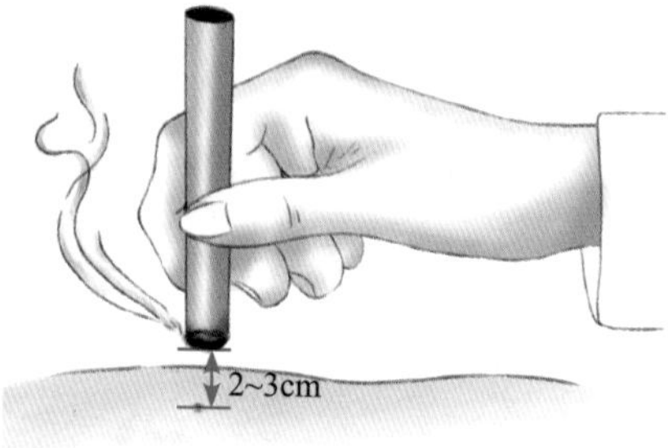

注意事项

1. 注意保持心情舒畅，学会自我调节，自我放松。
2. 起居规律，生活有节制，劳逸结合。
3. 避免搔抓、摩擦、蹭刮等刺激，可以局部拍打以缓解阵痒。
4. 饮食宜清淡，禁食辛辣刺激与腥发动风之品。
5. 外用药应在医生指导下使用，部分外用药不适于全身大面积、长时间应用。

痤疮

痤疮又叫“青春痘”，是指以面部的粉刺、丘疹、脓疱、结节等多形性皮损为特点的皮肤病，多好发于青少年，但青春期后往往能自然减轻或痊愈。

主要症状

初起为粉刺或黑头丘疹，可挤出乳白色粉质样物，后期可出现脓疱、结节等多形性皮损。

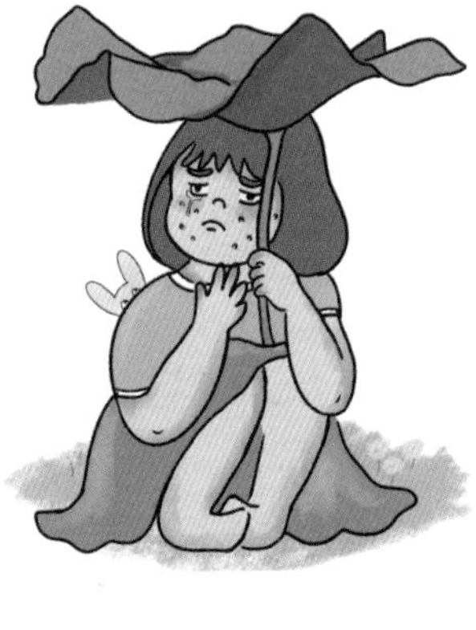

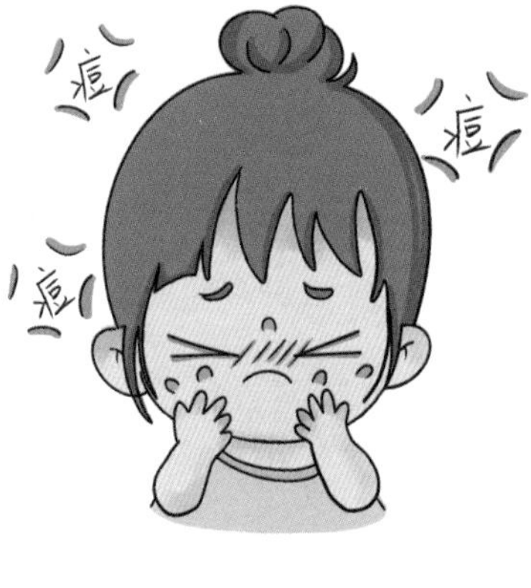

穴位选择

主穴 曲池、合谷、足三里、中脘。

配穴 湿热证配大椎、颧髎。

穴位定位

曲池 在肘区，当尺泽（见附录一）与肱骨外上髁连线中点凹陷处。

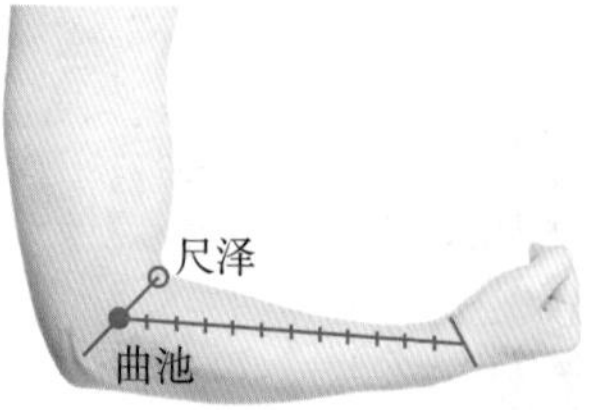

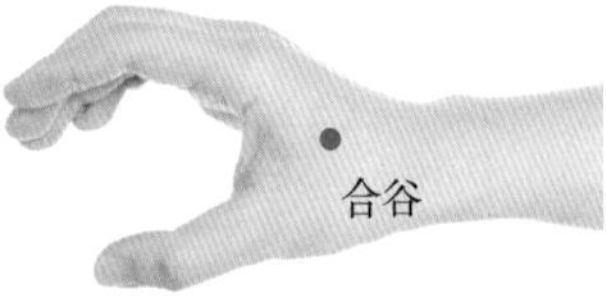

合谷 在手背部，第2掌骨桡侧的中点处。

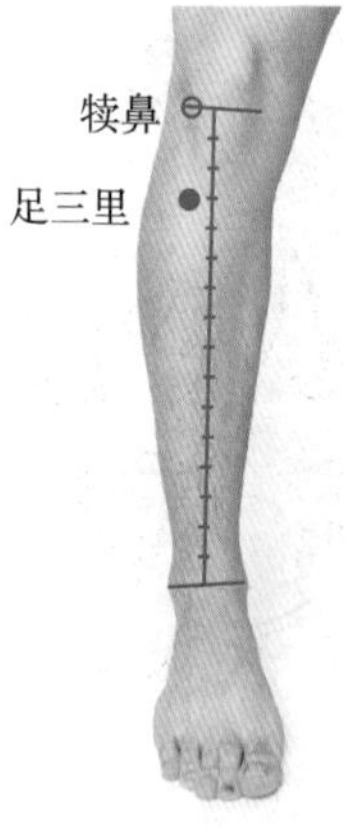

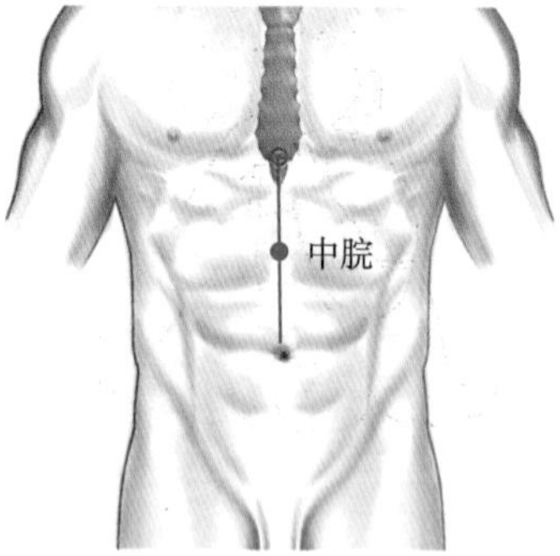

足三里 在小腿外侧，犊鼻（见附录一）下3寸，距胫骨前缘一横指处。

中脘 在腹部，前正中线上，肚脐与胸剑联合连线中点处。

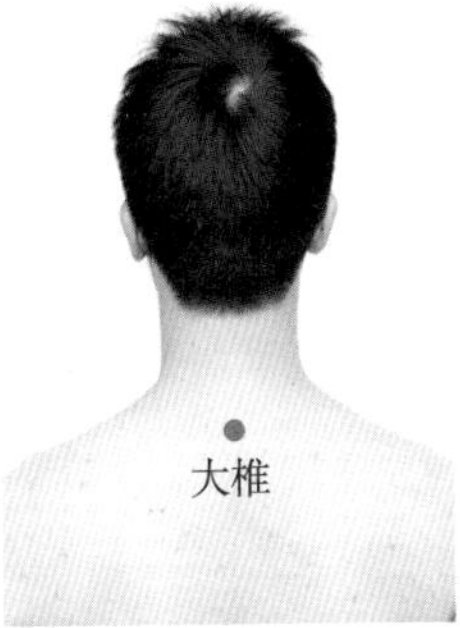

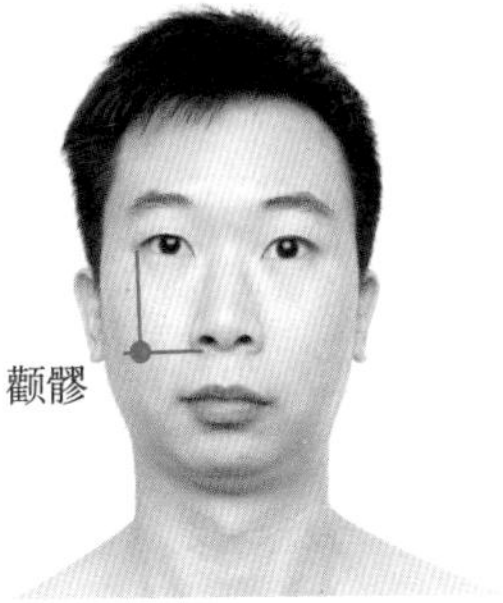

大椎　在脊柱区，后正中线上，第 7 颈椎棘突下凹陷中。

颧髎　在面部，当目外眦直下，颧骨下缘凹陷处。

艾灸操作

以上穴位均可使用艾条温和灸，每穴每次灸 10~15 分钟，艾条燃烧端距离皮肤 2~3cm。

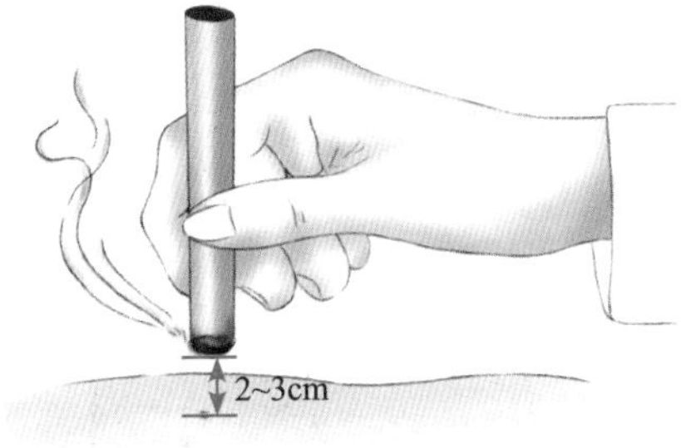

注意事项

1. 治疗期间禁用化妆品及外擦膏剂，以减少油脂在面部的附着，堵塞毛孔。
2. 艾灸面部时注意不要烫到脸部皮肤，严禁用手挤压丘疹，以免引起继发感染，遗留瘢痕。
3. 灸疗期间，忌食辛辣、油腻及糖类食品，多食新鲜蔬菜及水果，保持大便通畅。

疔疮

疔疮因其初起形小根深，基底坚硬如钉，故名。好发于面部和指端。

主要症状

初起如粟粒状小脓头，发病迅速，根深坚硬如钉，始觉麻痒而疼痛轻微，继则红肿灼热，疼痛加剧，可伴有恶寒发热等全身症状。

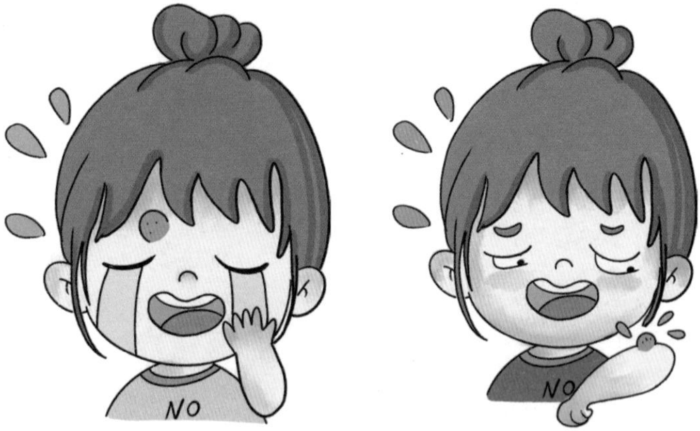

穴位选择

主穴 身柱、灵台、合谷、委中。

配穴 属阳明经者配内庭；属太阳经者配少泽；属少阳经者配悬钟。

穴位定位

身柱　在脊柱区，后正中线上，第3胸椎棘突下凹陷中。

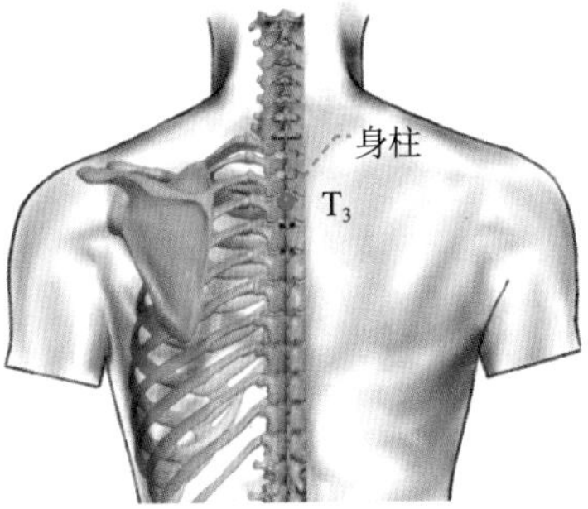

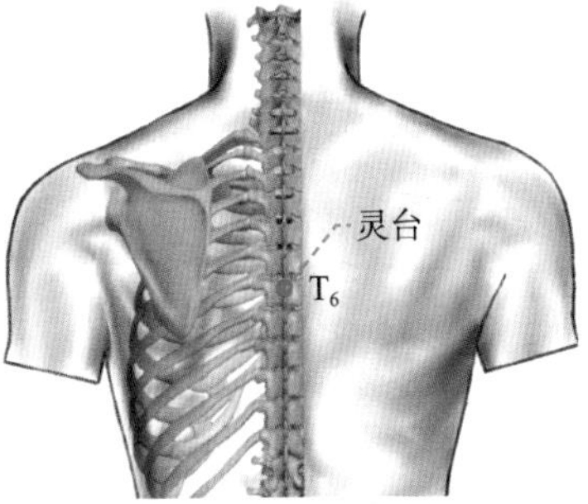

灵台　在脊柱区，后正中线上，第6胸椎棘突下凹陷中。

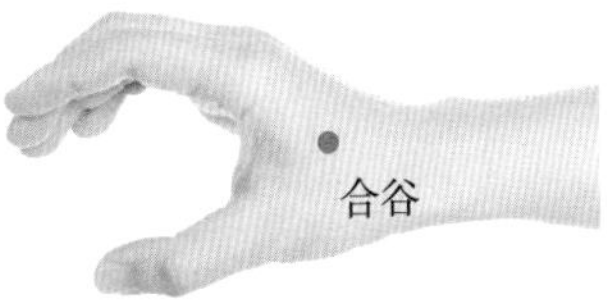

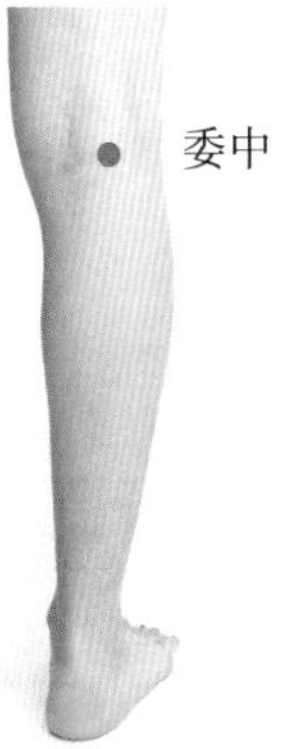

合谷　在手背，第1、2掌骨间，当第2掌骨桡侧的中点处。

委中　在腘横纹，当股二头肌肌腱与半腱肌肌腱的中点。

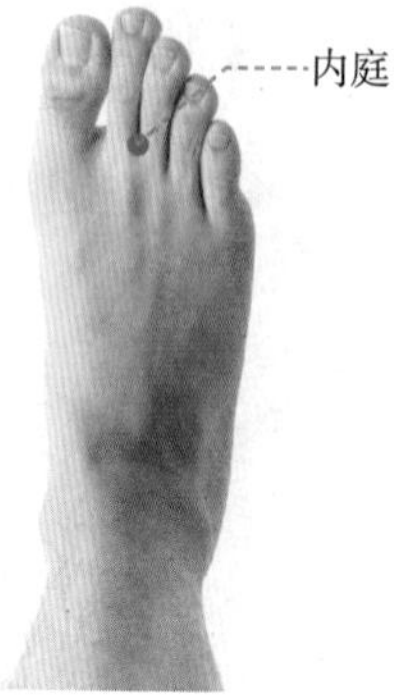

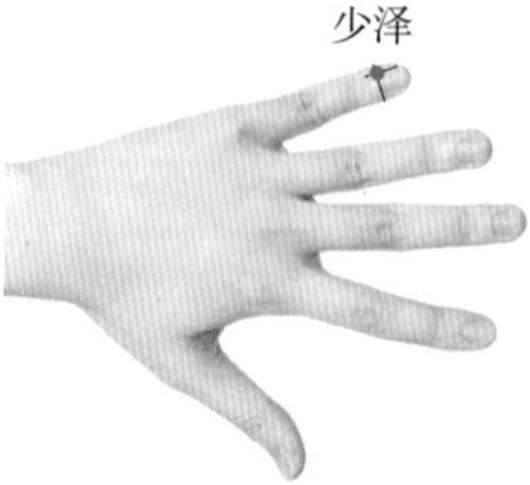

内庭　在足背，第 2、3 趾间，趾蹼缘后方赤白肉际处。

少泽　在手小指末节尺侧，距指甲根角侧上方 0.1 寸。

悬钟　在小腿外侧，外踝尖上 3 寸，腓骨前缘。

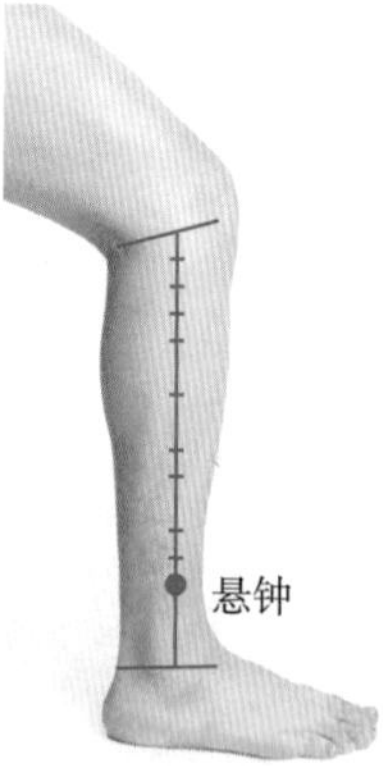

艾灸操作

以上穴位均可使用艾条回旋灸和雀啄灸，每穴每次灸 5~10 分钟。

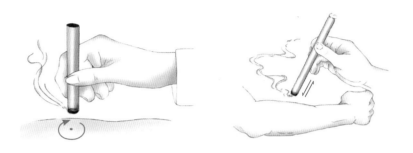

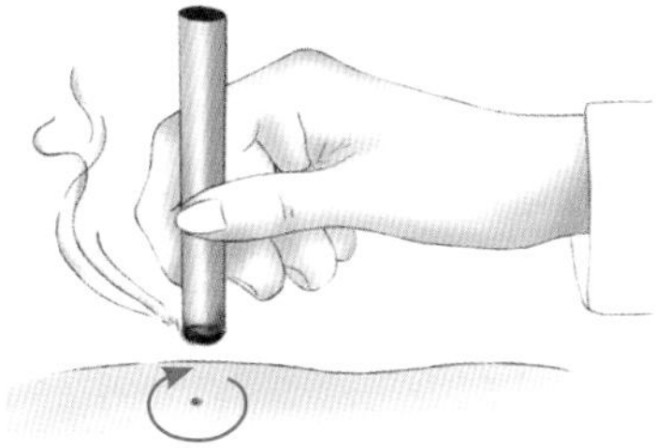

注意事项

1. 灸疗对疔疮的治疗有一定疗效。
2. 疔疮初起红肿发硬时，切忌挤压（尤其是面部“危险三角区”）。
3. 疔疮走黄证候凶险，须及时救治，如疔疮已成脓，应转外科处理。
4. 易患疔疮之人，平时应忌食辛辣、鱼腥发物，戒烟酒。

带状疱疹

带状疱疹是以突发单侧簇集状水疱呈带状分布的皮疹，并伴有烧灼刺痛感的病证。

主要症状

皮肤突发簇集状疱疹，多呈带状分布，伴有皮肤灼热疼痛，多发生于腰腹、胸背及颜面部。

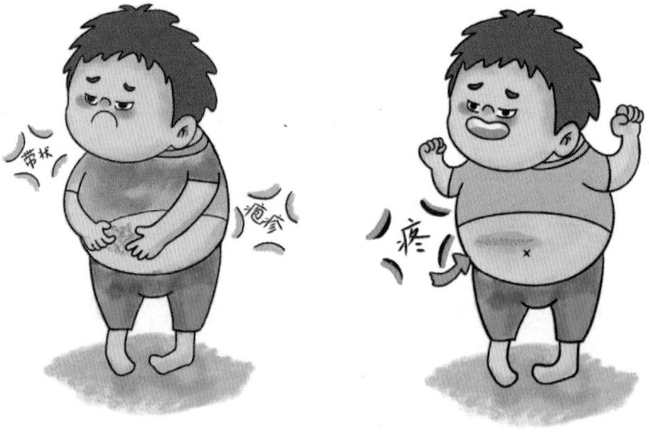

穴位选择

主穴 夹脊穴、局部阿是穴。

配穴 郁热加行间、侠溪；湿热加阴陵泉、内庭。

穴位定位

夹脊穴 第1胸椎至第5腰椎棘突下两侧，后正中线旁开0.5寸，一侧17穴。

阿是穴 疼痛处即是。

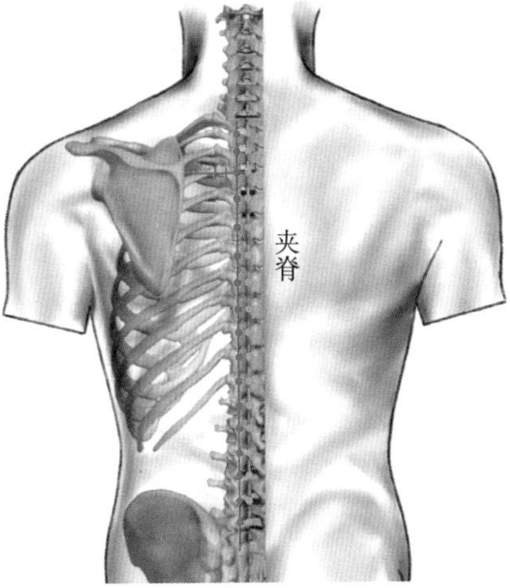

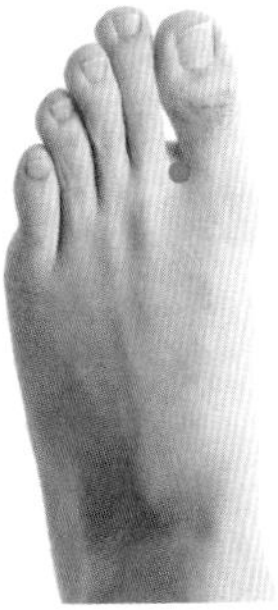

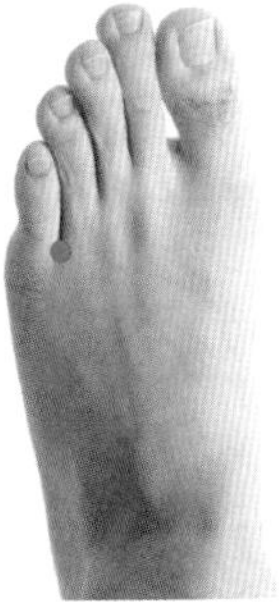

行间 在足背，第1、2趾间，趾蹼缘后方赤白肉际处。

侠溪 在足背，第4、5趾间，趾蹼缘后方赤白肉际处。

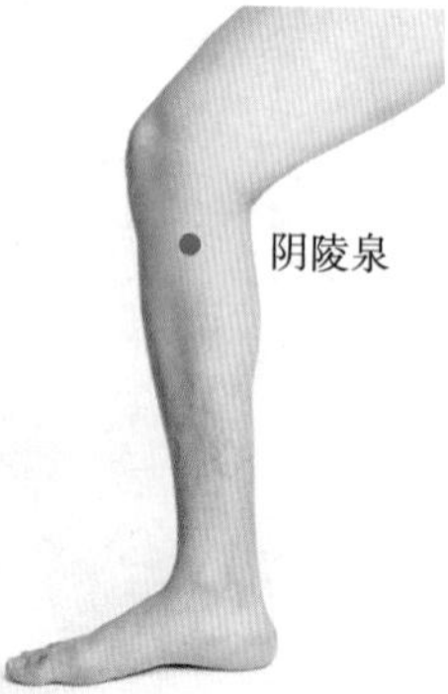

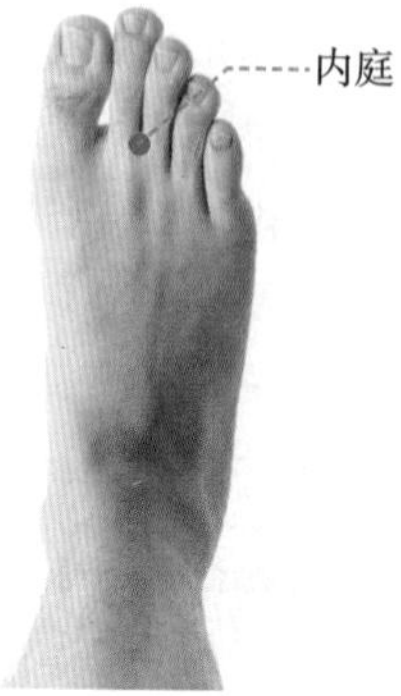

阴陵泉　在小腿内侧，胫骨内侧下缘与胫骨内侧面之间的凹陷中。

内庭　在足背，第2、3趾间，趾蹼缘后方赤白肉际处。

艾灸操作

以上穴位均可使用艾条温和灸，也可使用铺棉灸，每穴每次灸5~10分钟，艾条燃烧端距离皮肤2~3cm。

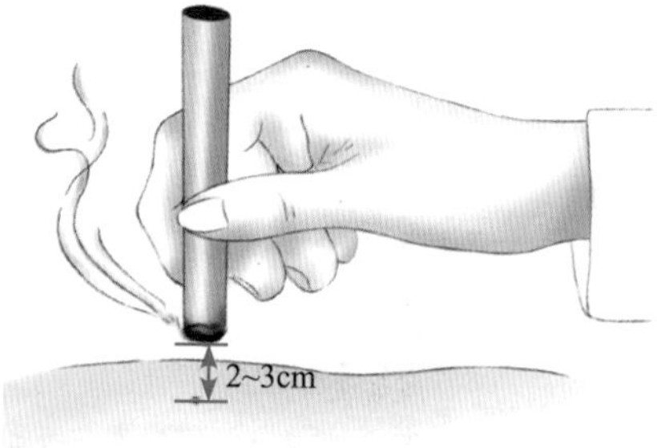

注意事项

1. 保持病变局部干燥、清洁。注意休息。
2. 灸治过程中忌食辛辣肥甘厚味，注意多喝水。

近 视

近视是以视近物清晰，视远物模糊为主症的眼病。

主要症状

视近清晰，视远模糊，而一般外眼无明显异常；近视较甚者，每觉眼前黑花飘动，如蚊蝇飞舞；高度近视者，须移近所视之物，方能看清，眼珠常微向前突，喜欢眯眼视物。

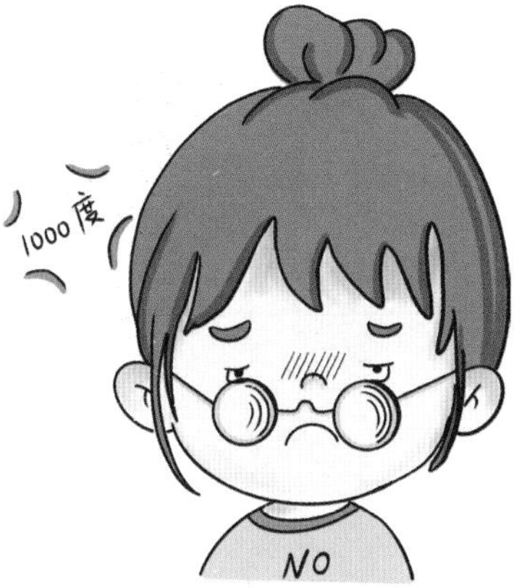

穴位选择

主穴 睛明、四白、太阳、风池、光明。

配穴 肝肾不足加肝俞、肾俞；气血亏虚加心俞、脾俞、足三里。

穴位定位

睛明　在面部，目内眦内上方眶内侧壁凹陷中。

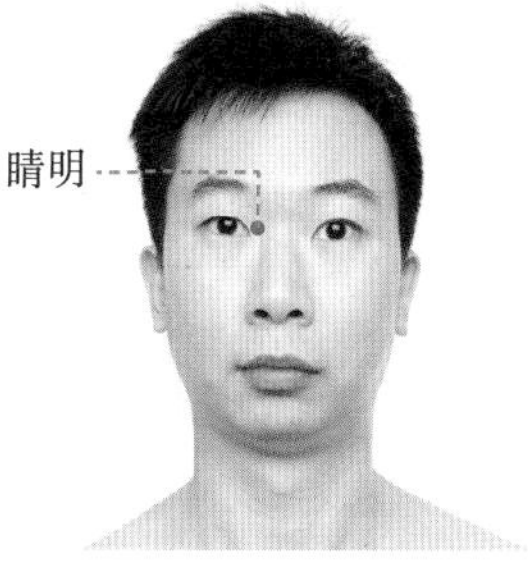

四白　在面部，目正视，瞳孔直下，眶下孔处。

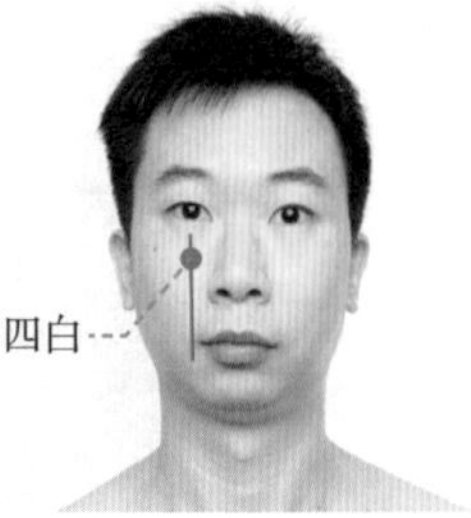

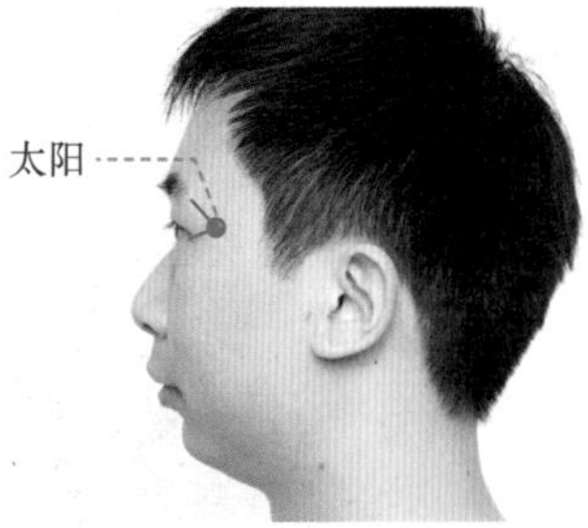

太阳　在头部，眉梢与目外眦之间，向后约一横指的凹陷中。

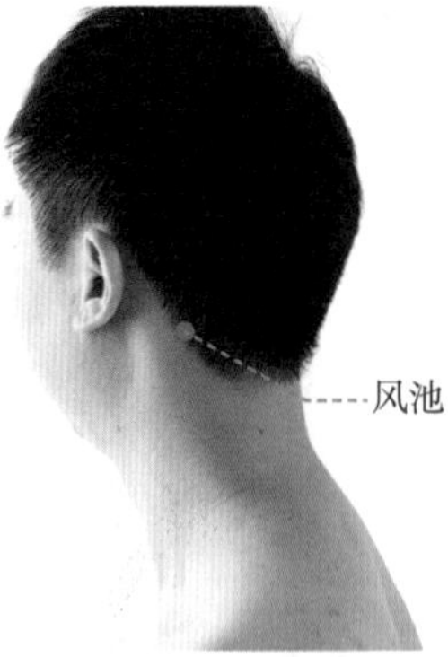

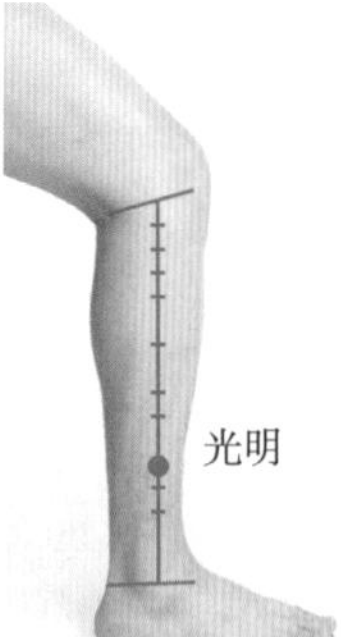

风池　在颈后区，胸锁乳突肌上端与斜方肌上端之间的凹陷中。

光明　在小腿外侧，膝盖下缘与外踝尖连线中点下 3 寸。

肝俞　在背部，当第9胸椎棘突下旁开1.5寸。

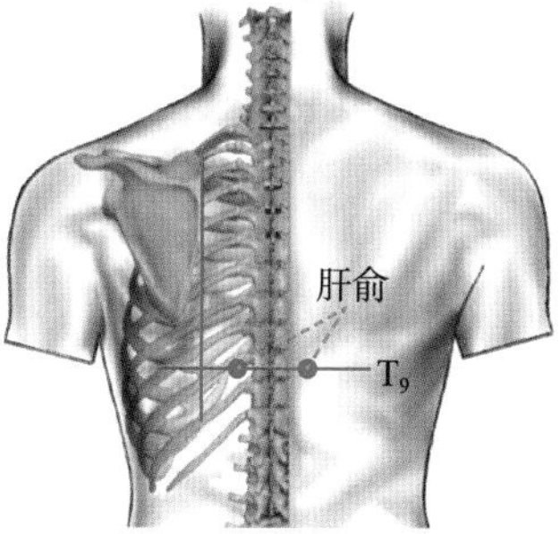

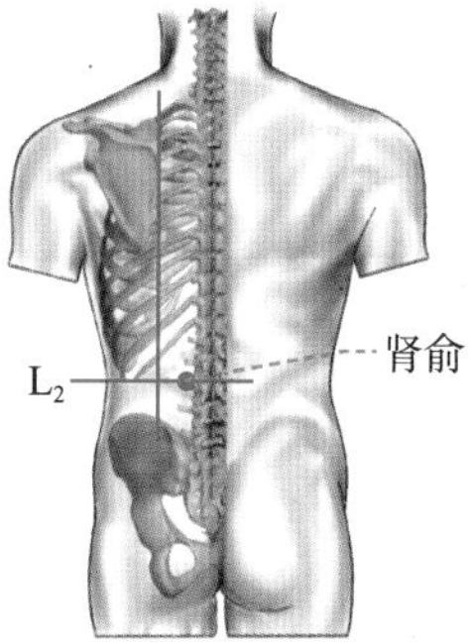

肾俞　在腰部，当第2腰椎棘突下旁开1.5寸。

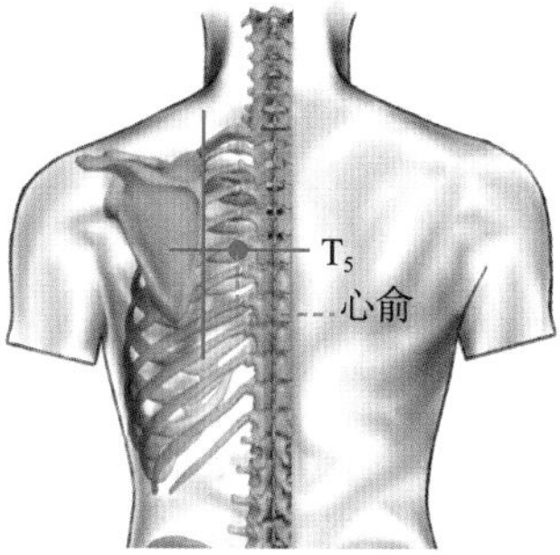

心俞　在背部，当第5胸椎棘突下旁开1.5寸。

脾俞　在背部，当第11胸椎棘突下旁开1.5寸。

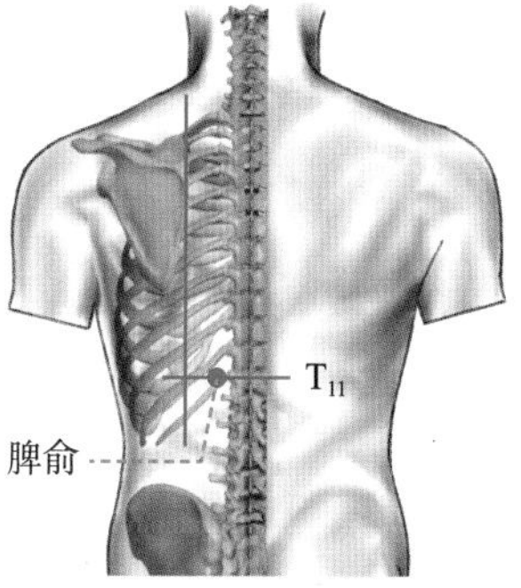

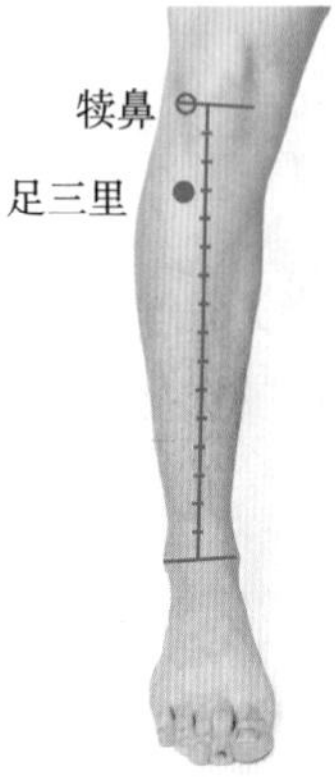

足三里　在小腿前外侧，当犊鼻（见附录一）下 3 寸，距胫骨前缘一横指处。

艾灸操作

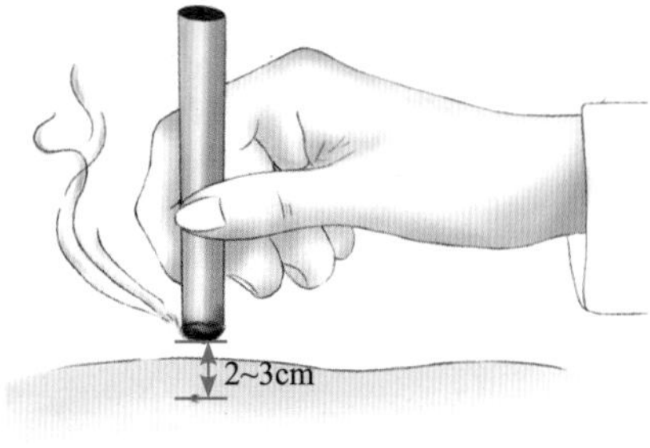

眼周穴位可施用点按法，其余穴位可行艾条温和灸，每次灸 10~15 分钟，艾条燃烧端距离皮肤 2~3cm。

注意事项

1. 灸疗可以缓解患者近视症状。
2. 灸疗过程中，要注意观察，防止眼周烫伤。
3. 灸疗期间，宜多饮温水，保持室内通风，少去公共场所。

麦粒肿

麦粒肿是指胞睑处的小疖肿，形似麦粒，易于成脓溃破的眼病。

主要症状

初起眼见微痒不适，眼睑微红微肿，伴有压痛，多数红肿加重、疼痛渐剧，或硬结隆起，形如麦粒，可伴有畏寒发热和全身不适。

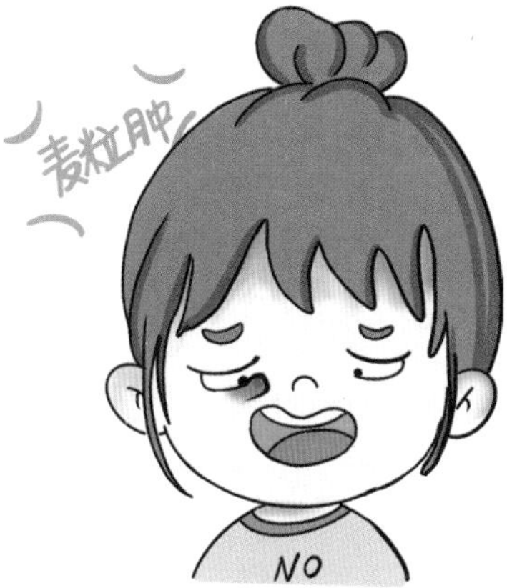

穴位选择

主穴 攒竹、太阳、二间、内庭。

配穴 脾胃蕴热加承泣、曲池、足三里、三阴交；外感风热加丝竹空、合谷、行间。

穴位定位

攒竹 在面部，眉头凹陷中，额切迹处。

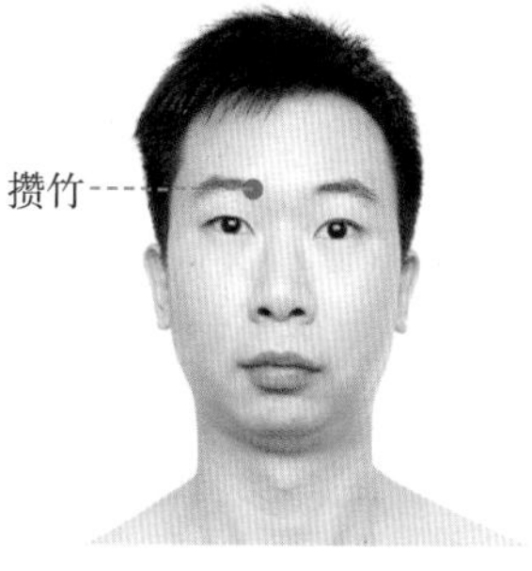

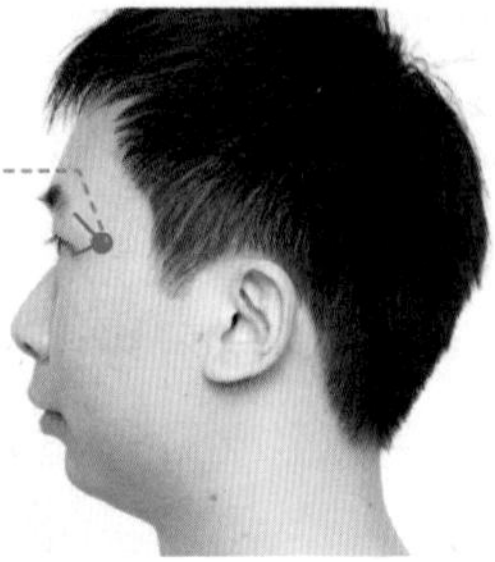

太阳 在头部，眉梢和目外眦之间，向后约一横指的凹陷中。

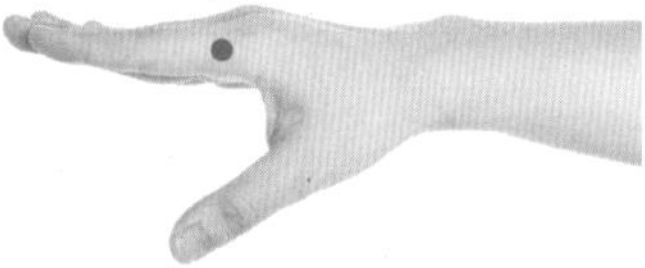

二间 在手指，第2掌指关节桡侧远端赤白肉际处。

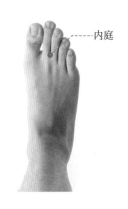

内庭 在足背，第2、3趾间，趾蹼缘后方赤白肉际处。

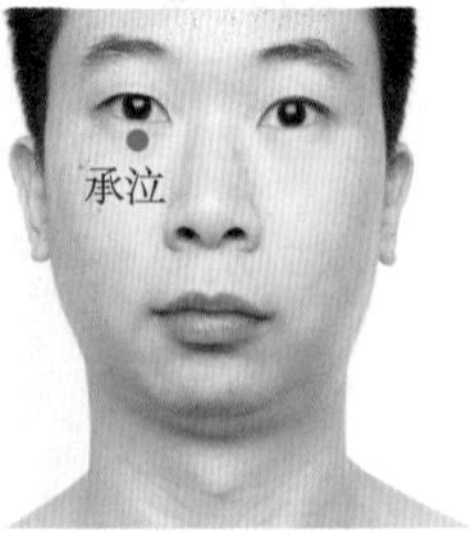

承泣 在面部，瞳孔直下，当眼球与眶下缘之间。

曲池　在肘区，当尺泽（见附录一）与肱骨外上髁连线中点凹陷处。

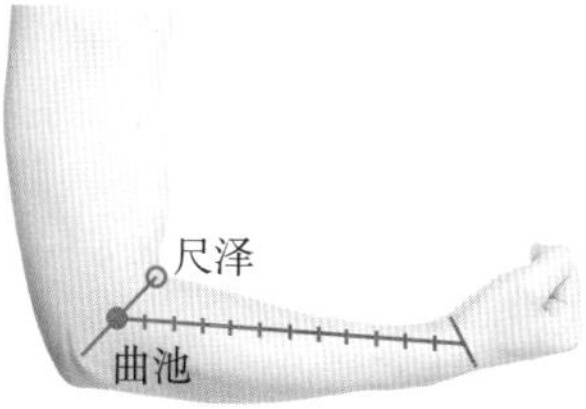

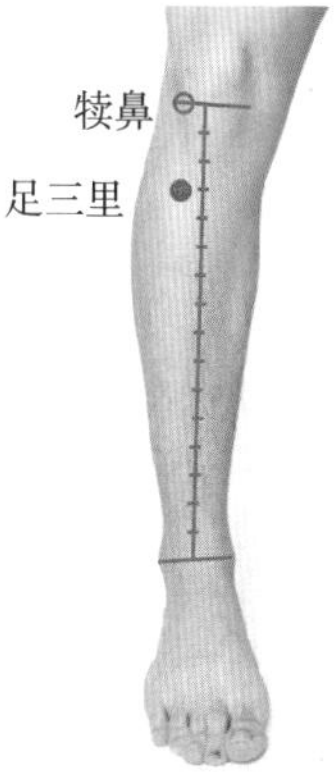

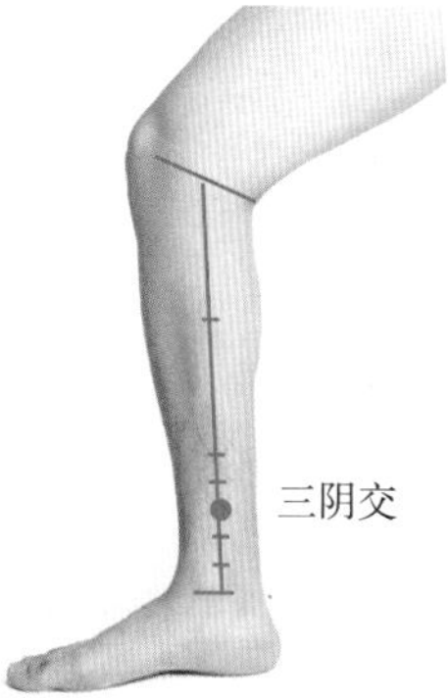

足三里　在小腿前外侧，当犊鼻（见附录一）下3寸，距胫骨前缘一横指。

三阴交　位于小腿内侧，当足内踝尖上3寸，胫骨内侧缘后方。

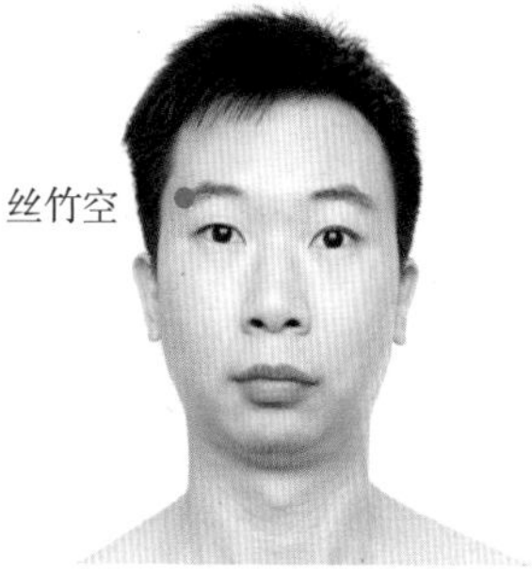

丝竹空　在面部，当眉梢凹陷处。

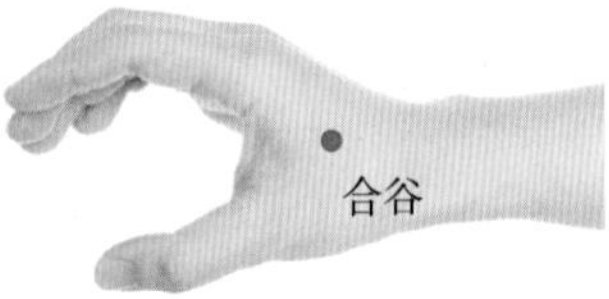

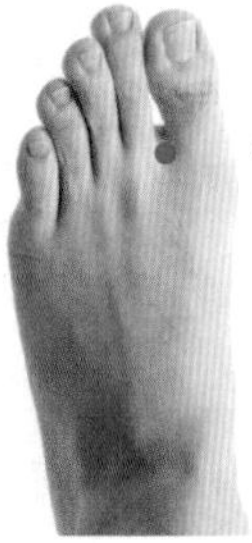

合谷　在手背部，第 2 掌骨桡侧的中点处。

行间　在足背，第 1、2 趾间，趾蹼缘后方赤白肉际处。

艾灸操作

眼周穴位可施用艾条雀啄灸，每穴每次灸 3~5 分钟，内庭可行刮痧疗法。

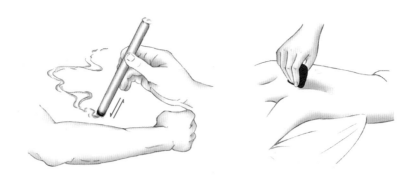

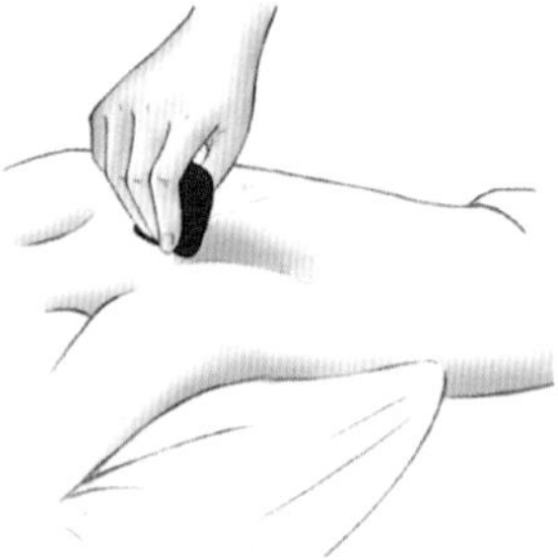

注意事项

1. 灸疗可以改善麦粒肿所引发的疼痛等不适症状。
2. 灸疗期间，宜多饮温水，保持室内通风。

咽喉肿痛

咽喉肿痛是以咽喉红肿疼痛、吞咽不适为主症的病证。

主要症状

本病分为虚实两种证型。

实证表现为咽喉肿痛多为爆发和痛甚，舌质红，苔薄黄或黄而干，脉多浮数或滑数。实证常见外感风热与肺胃实热证。虚证表现为咽喉肿痛多迁延日久而肿痛轻微，舌红少苔，脉沉细数。常见肾阴虚证。

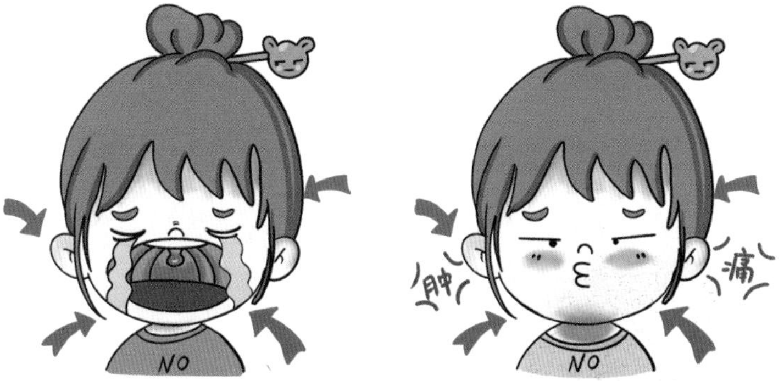

穴位选择

主穴 列缺、照海、合谷。

配穴 外感风热加风池、外关；肺胃实热加厉兑、鱼际、太溪。肾阴虚证加太溪。

穴位定位

列缺 双手虎口交叉，食指指间所指之处为本穴。

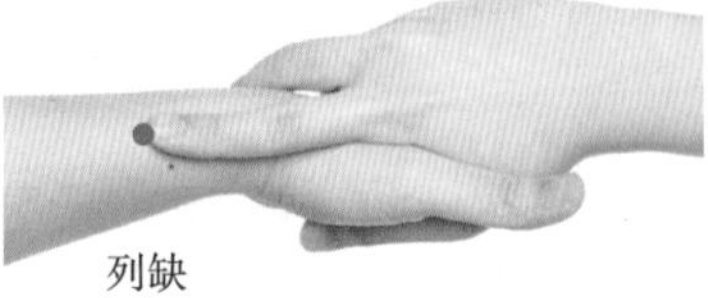

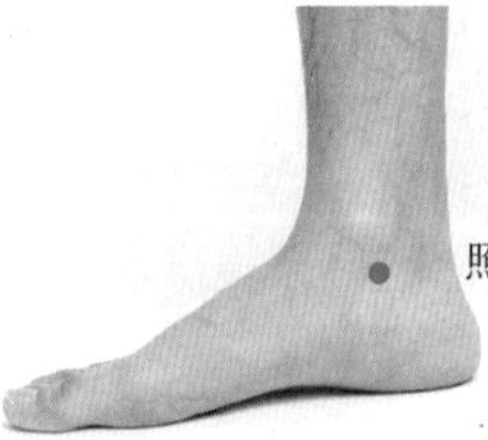

照海 在踝区，内踝尖下1寸，内踝下缘边际凹陷中。

合谷 在手背，第2掌骨桡侧的中点处。

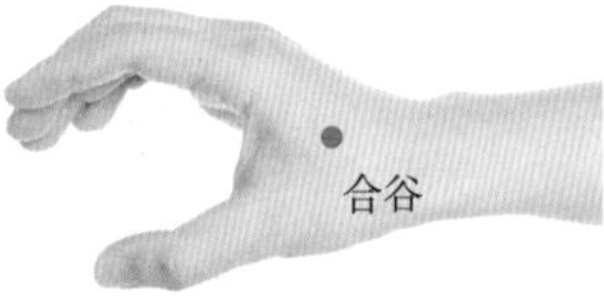

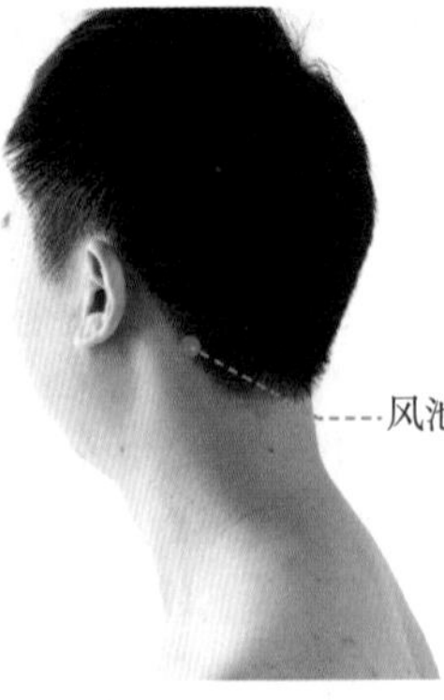

风池 在颈后区，胸锁乳突肌上端与斜方肌上端之间的凹陷中。

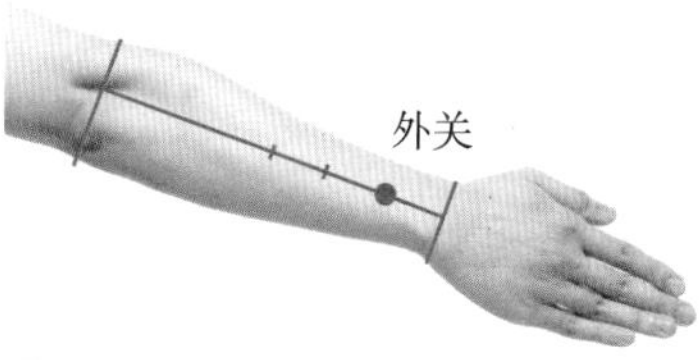

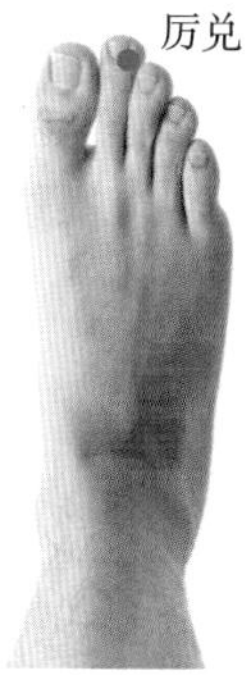

外关　在前臂后区，腕背侧远端横纹上 3 寸，尺骨与桡骨间隙中点。

厉兑　在足第 2 趾末节外侧，距指甲角 0.1 寸。

鱼际　在手外侧，第 1 掌骨桡侧中点赤白肉际处。

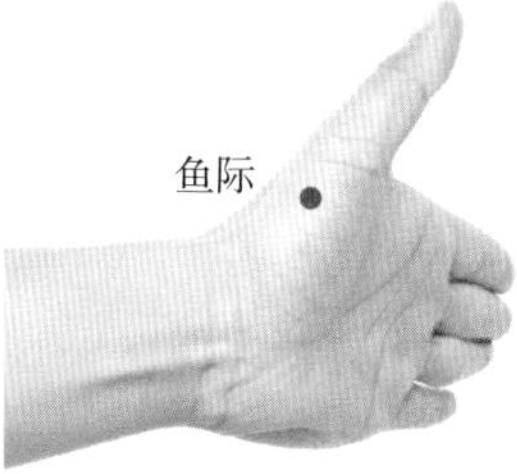

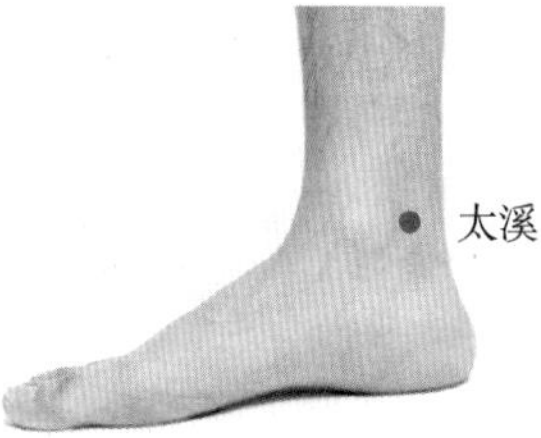

太溪　位于足部内侧，在足内踝与跟腱之间的凹陷处。

艾灸操作

以上穴位虚证可使用艾条温和灸，每穴每次灸3~5分钟，艾条燃烧端距离皮肤2~3cm；实证可行刮痧治疗。

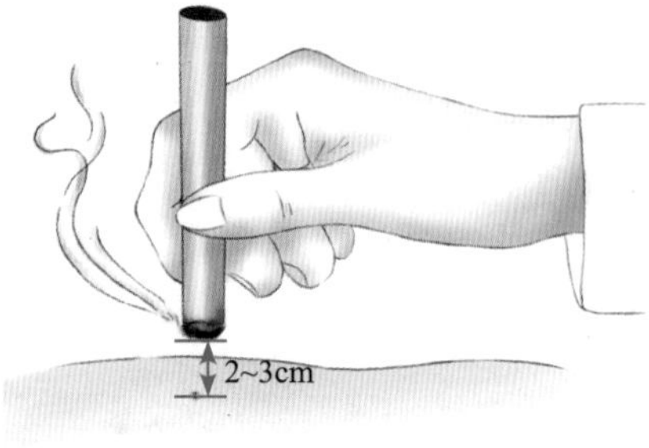

注意事项

1. 灸疗治疗咽喉肿痛效果较好。
2. 忌食辛辣刺激食物，戒烟酒，避免有害气体的不良刺激。
3. 若已扁桃体脓肿，或急性喉炎出现呼吸困难，应做专科处理。

耳鸣耳聋

耳鸣以耳内鸣响，如蝉如潮，妨碍听觉为主症；耳聋以听力不同程度减退或失听为主症。

主要症状

患者自觉耳内鸣响，如闻潮声，妨碍听觉的称为耳鸣。以听力减弱妨碍交谈，甚至听觉丧失不闻外声的称为耳聋。

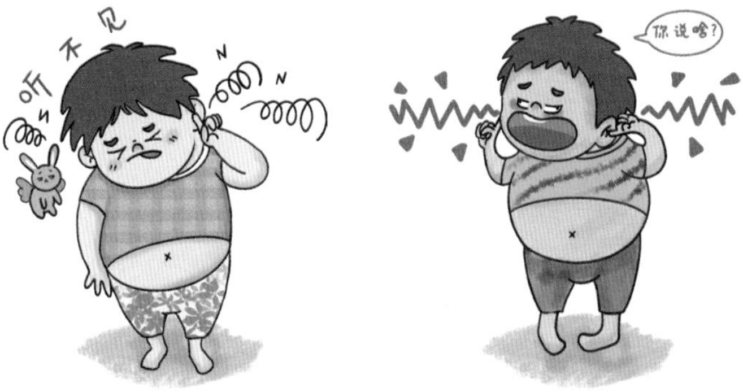

穴位选择

主穴 耳门、听宫、听会、中渚。

配穴 外感风邪配外关、合谷；肝胆火盛配太冲、丘墟。

穴位定位

耳门　在耳区，耳屏上切迹与下颌骨髁状突之间的凹陷中。

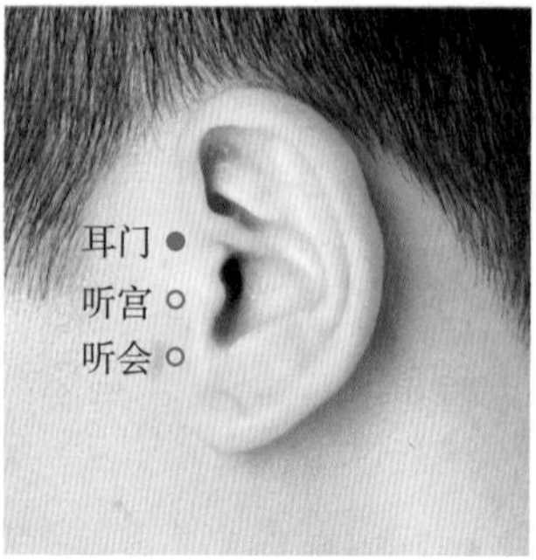

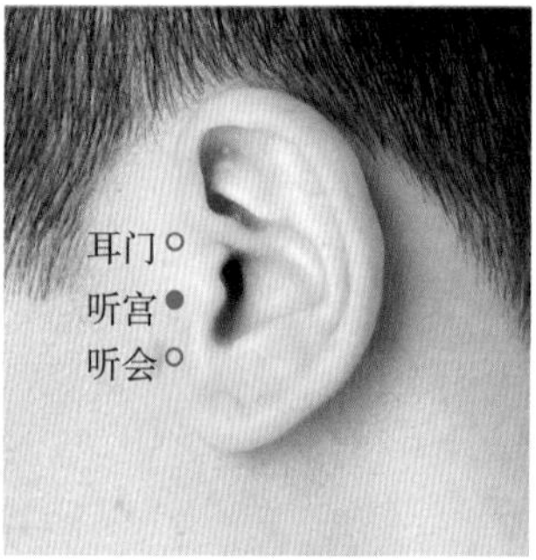

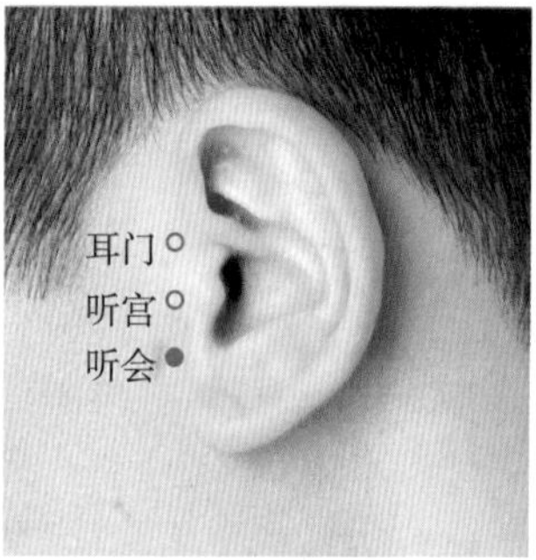

听宫　在耳区，耳屏前，下颌骨髁状突的后方，张口时呈凹陷中。

听会　在耳区，耳屏间切迹与下颌骨髁状突之间的凹陷中。

中渚　在手背，第4、5掌骨间，第4掌指关节近端凹陷中。

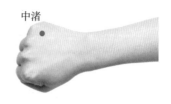

外关　在前臂后区，腕背侧远端横纹上 2 寸，尺骨与桡骨间隙中点。

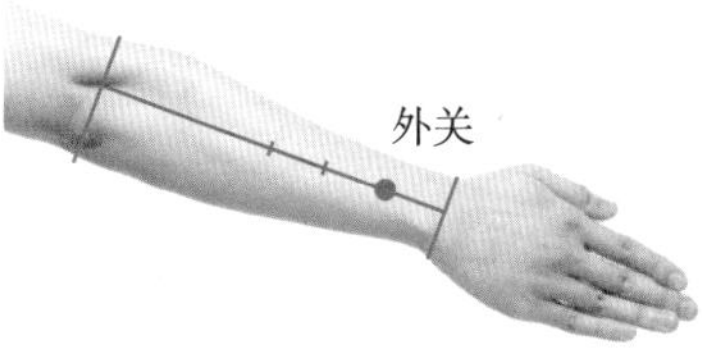

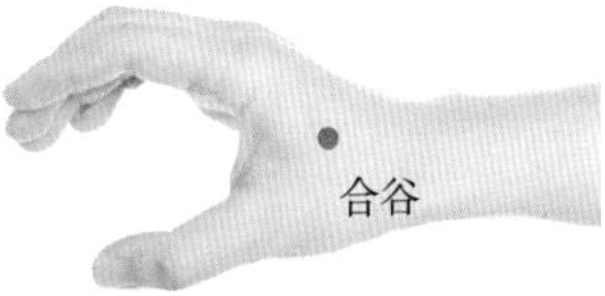

合谷　在手背，第 2 掌骨桡侧的中点处。

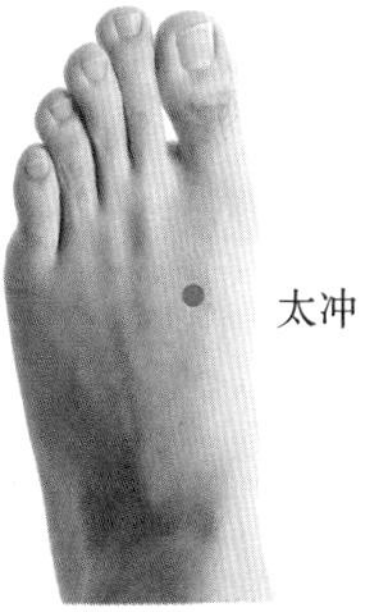

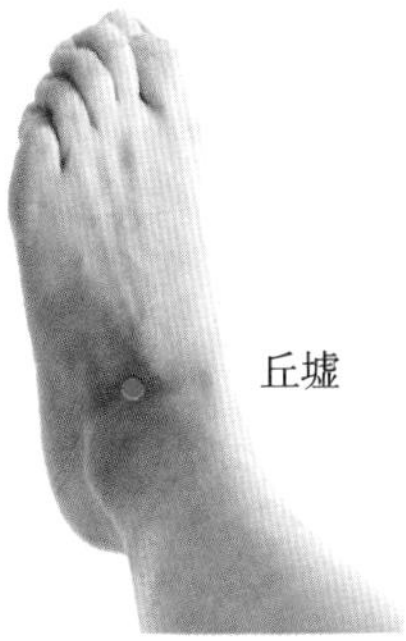

太冲　在足背，第 1、2 跖骨间，跖骨底结合部前方凹陷中，或触及动脉搏动。

丘墟　在踝区，外踝的前下方，趾长伸肌肌腱的外侧凹陷中。

艾灸操作

以上穴位可使用艾条温和灸，每次每穴灸5~10分钟，艾条燃烧端距离皮肤2~3cm。

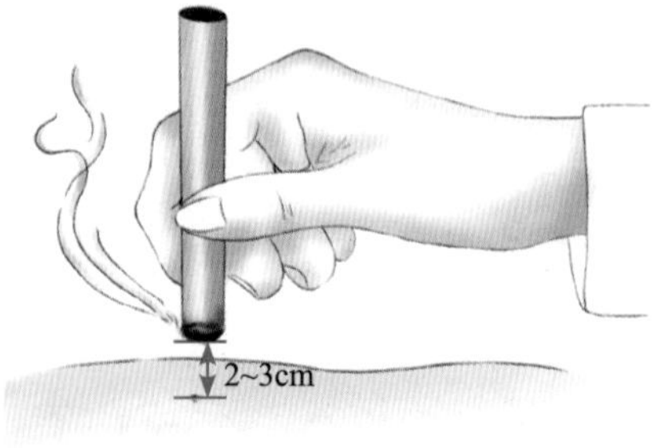

注意事项

1. 灸疗可以改善听力下降。
2. 灸疗期间，宜多饮温水，保持室内通风。

牙 痛

牙痛是以牙齿疼痛为主症的病证。

主要症状

牙齿疼痛可因冷、热、酸、甜等刺激而发作或加重；可伴有牙龈红肿、出血、龈肉萎缩、牙齿松动、咀嚼困难或有龋齿存在。

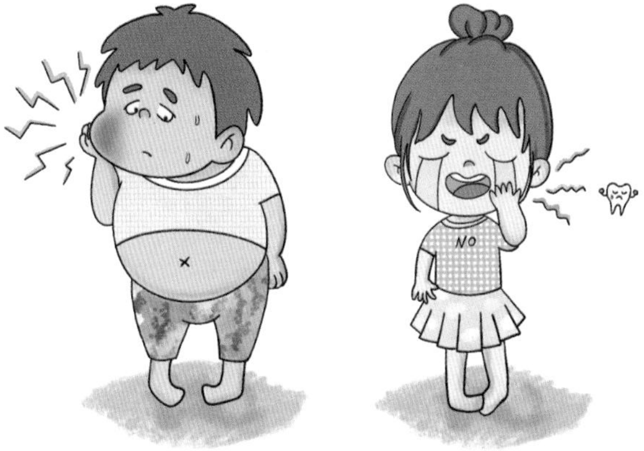

穴位选择

主穴 颊车、下关、合谷、内庭。

配穴 风火牙痛配风池；虚火牙痛配太溪。

穴位定位

颊车　在面颊部，下颌角前上方约一横指处，咀嚼时咬肌隆起，按之凹陷处。

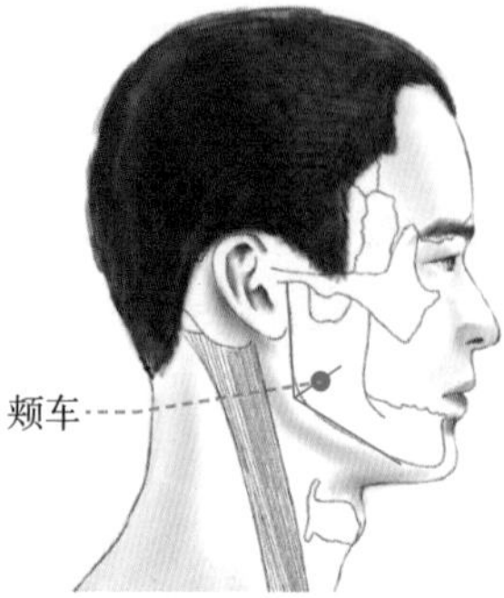

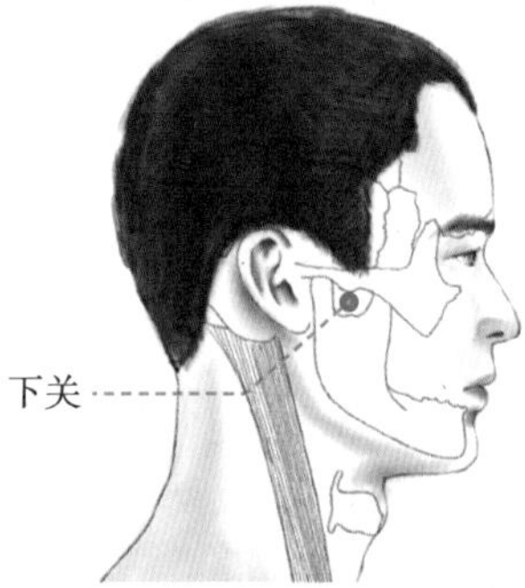

下关　在面部，颧弓下缘中央与下颌切迹之间凹陷中。

合谷　在手背，第2掌骨桡侧的中点处。

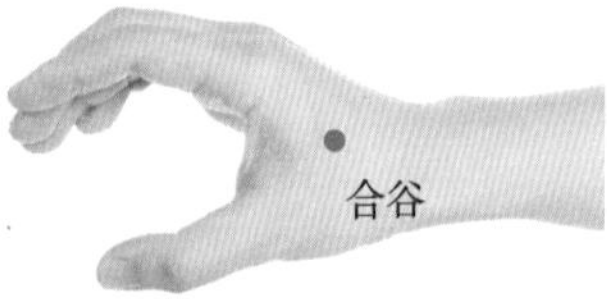

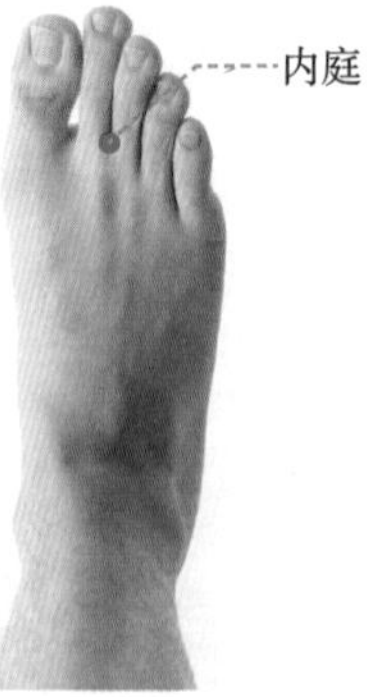

内庭　在足背，第2、3趾间，趾蹼缘后方赤白肉际处。

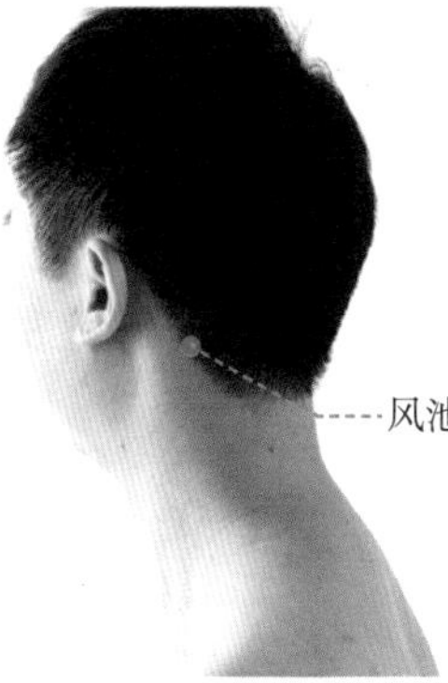

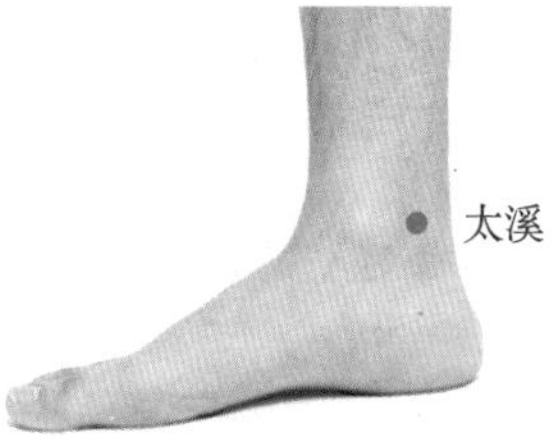

风池　在颈后区，胸锁乳突肌上端与斜方肌上端之间的凹陷中。

太溪　位于足部内侧，在足内踝与跟腱之间的凹陷处。

艾灸操作

上述穴位可使用艾条温和灸，每穴每次灸5~10分钟，艾条燃烧端距离皮肤2~3cm。或以手指点按局部穴位，以有酸胀感为度。

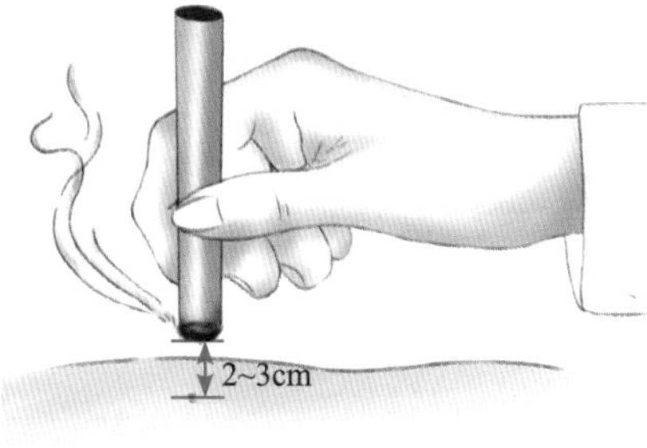

注意事项

1. 灸疗可以缓解牙痛症状。
2. 灸疗期间，宜多饮温水，保持室内通风。

鼻 炎

鼻炎是以鼻流腥臭浊涕、鼻塞、嗅觉减退为主症的一种病症。

主要症状

鼻流浊涕，色味腥秽，鼻塞不闻香臭。

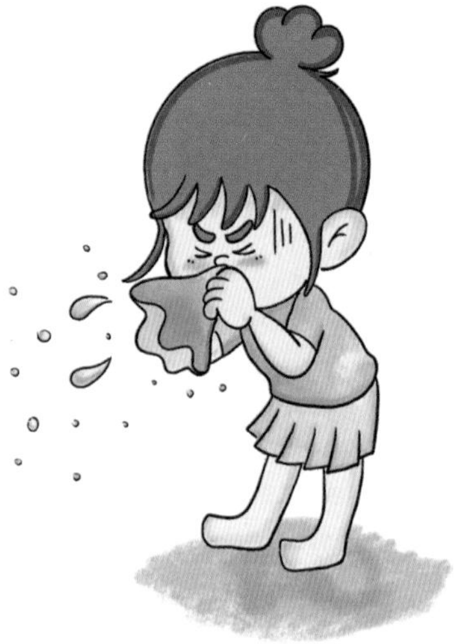

穴位选择

主穴 印堂、迎香、合谷、列缺。

配穴 实证配少商、鱼际；虚证配太渊、足三里。

穴位定位

印堂　在头部，两眉毛内侧端中间的凹陷中。

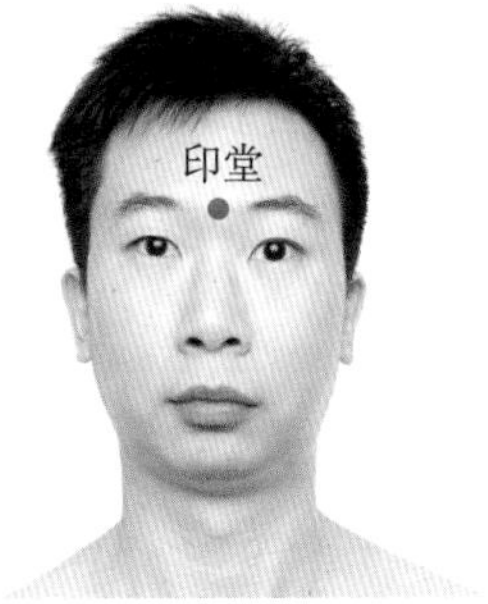

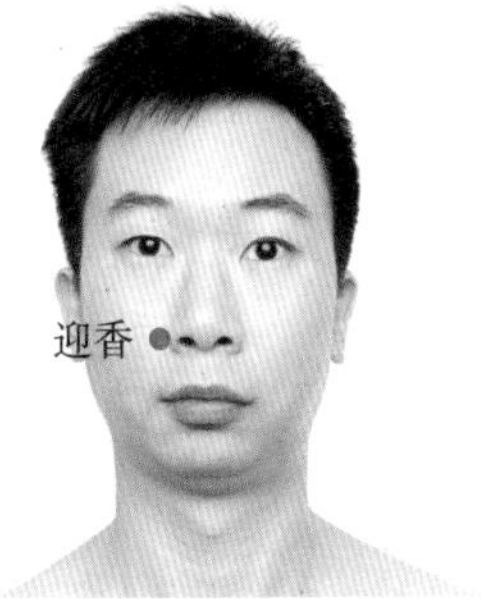

迎香　位于鼻翼外缘中点旁，当鼻唇沟中。

合谷　在手背，第 2 掌骨桡侧的中点处。

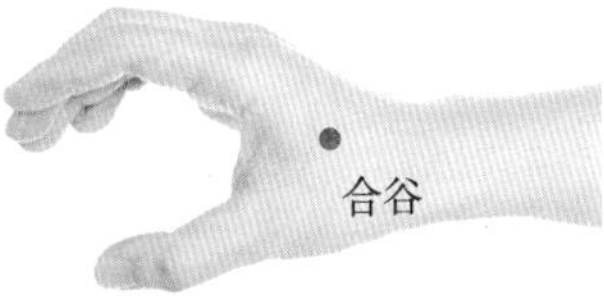

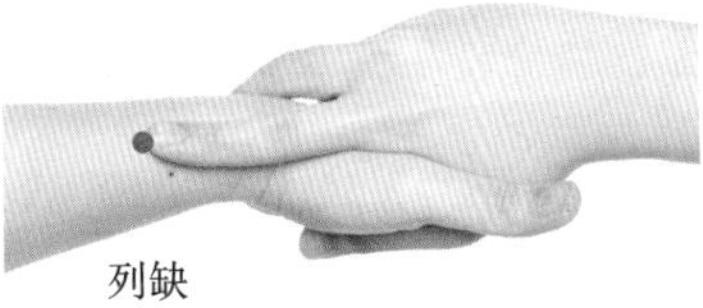

列缺　双手虎口交叉，食指指尖所指之处即为本穴。

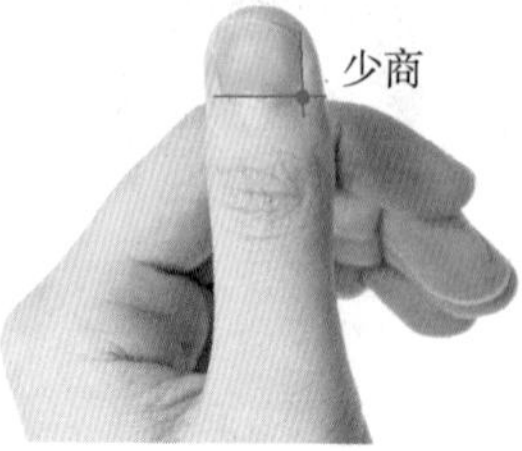

少商　在手指，拇指末节桡侧，指甲根角侧上方 0.1 寸（指寸）。

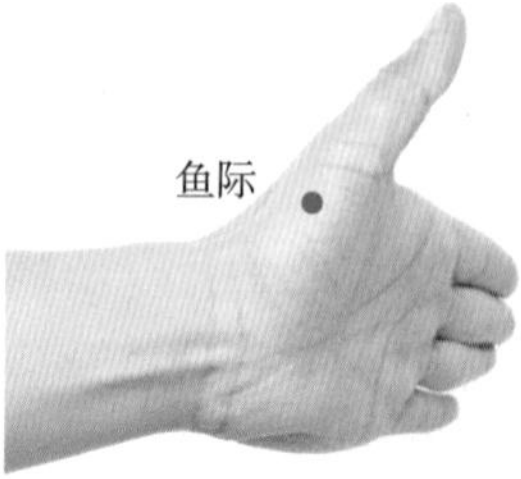

鱼际　在手外侧，第 1 掌骨桡侧中点赤白肉际处。

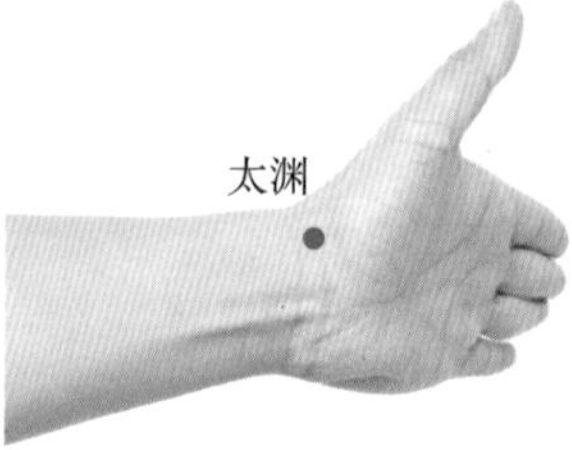

太渊　在腕前区，桡骨茎突与舟状骨之间，拇长展肌肌腱尺侧凹陷中。

足三里　在小腿前外侧，当犊鼻（见附录一）下 3 寸，距胫骨前缘一横指。

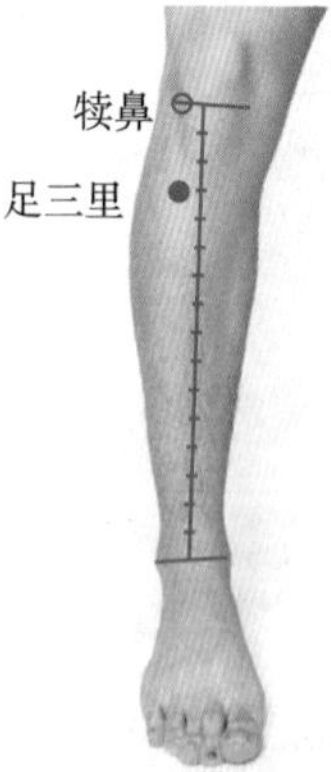

艾灸操作

艾条温和灸上述穴位，每次每穴灸5~10分钟，艾条燃烧端距离皮肤2~3cm。

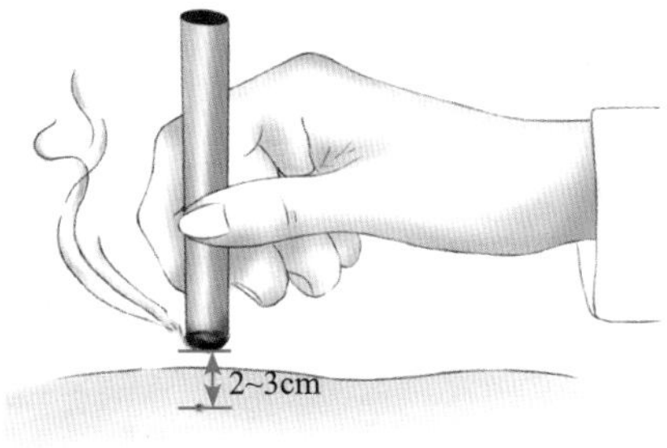

注意事项

1. 灸疗可以改善鼻炎所引发的鼻涕量多症状。
2. 灸疗期间，宜多饮温水，保持室内通风。

虚　脱

虚脱是以突然面色苍白、肢冷汗出、表情淡漠或烦躁不安，甚则昏迷、二便失禁、脉微欲绝为特征的危重证候。

主要症状

面色苍白，神志淡漠，反应迟钝或昏迷，或烦躁不安，尿少或二便失禁，张口自汗，肢冷肤凉，脉微细或芤大无力。

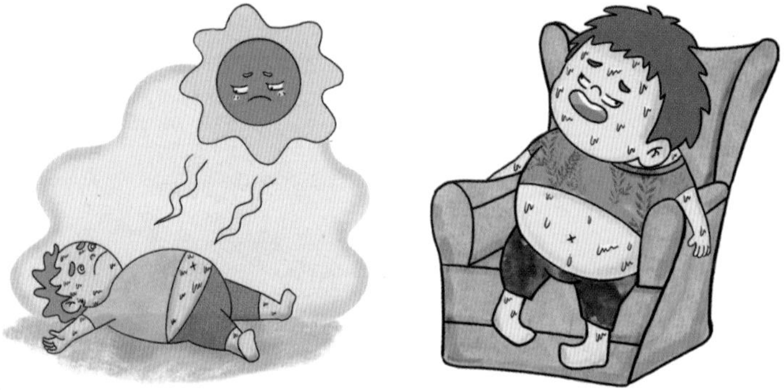

穴位选择

主穴　百会、关元、足三里。

配穴　亡阴配太溪；亡阳配气海。

穴位定位

百会　在头部，前发际正中直上5寸，或折耳两耳尖连线的中点。

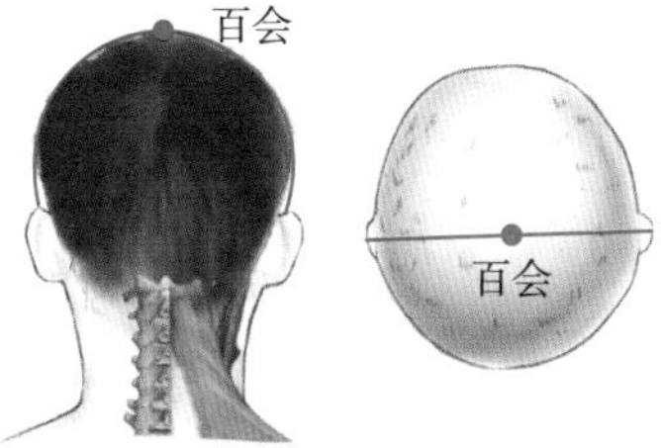

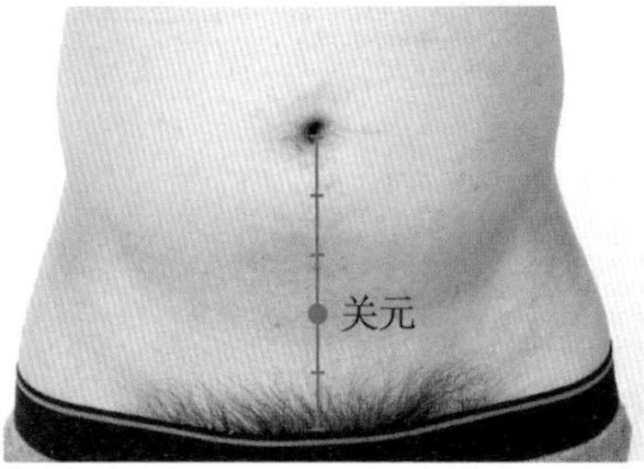

关元　在下腹部，前正中线上，当脐下3寸。

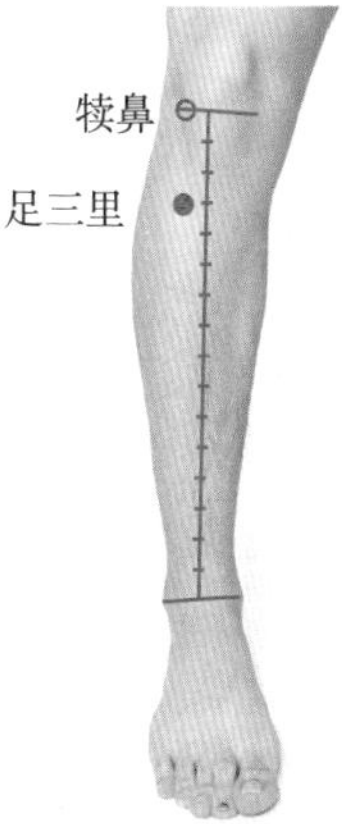

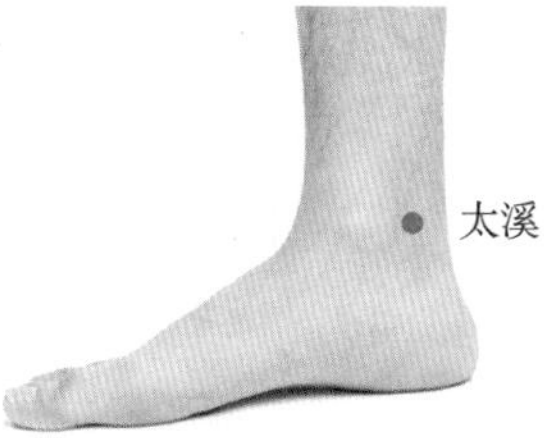

足三里　在小腿前外侧，犊鼻（见附录一）下3寸，距胫骨前缘一横指。

太溪　位于足部内侧，在足内踝与跟腱之间的凹陷处。

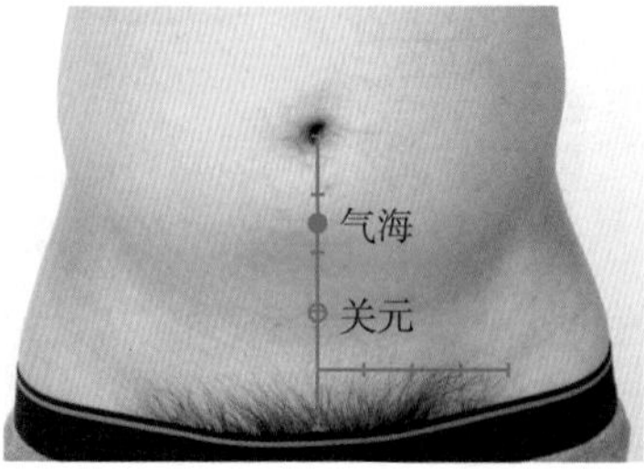

气海　在下腹部，前正中线上，当肚脐与关元（见附录一）连线中点。

艾灸操作

以上穴位可使用艾条温和灸，每穴每次灸 3~5 分钟，艾条燃烧端距离皮肤 2~3cm。也可以配合手指点按这些穴位。

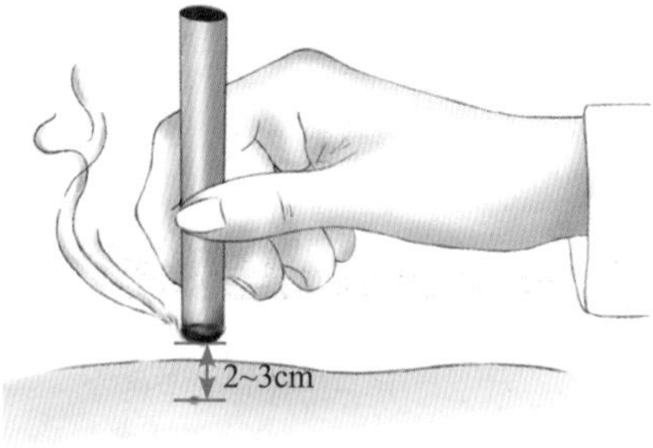

注意事项

1. 灸疗可以改善面色苍白、神志淡漠、反应迟钝或昏迷的症状。
2. 以中等艾炷灸至脉复汗收为止，不能缓解者应及时就医。
3. 灸疗期间，应加强护理，详细观察病情变化。

附录一

常用保健穴位

1. 百会——健脑益智

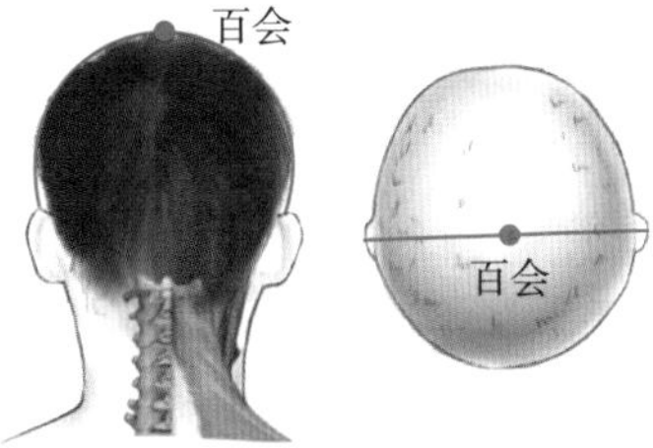

作用：促进大脑血液循环，预防老年性痴呆，记忆力减退，头晕，头胀等。

定位：在头部，当前发际正中直上 5 寸，或两耳尖连线的中点处。

2. 大椎——温补阳气

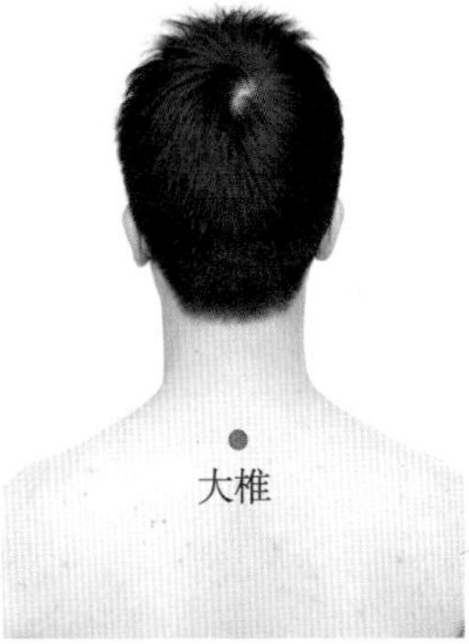

作用：所有阳经都汇于大椎，故此处可以调动人体的阳气，激发人体的阳气。

定位：在脊柱区，后正中线上，第 7 颈椎棘突下凹陷中。

3. 膻中——补气顺气

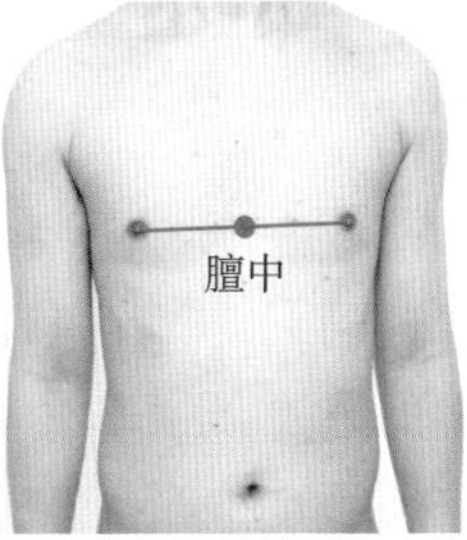

作用：即气会穴，既可补气也可顺气。

定位：在胸部，当前正中线上，平第 4 肋间，两乳头连线的中点处。

4. 中脘——健脾养胃

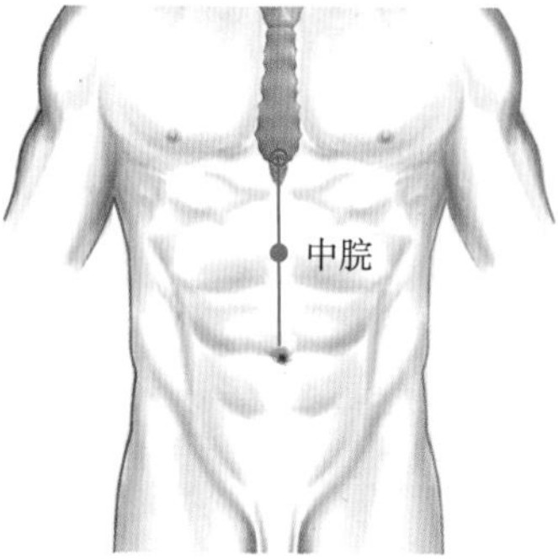

作用：中脘是胃的募穴，八会穴的腑会穴，可以健脾养胃。

定位：在腹部，前正中线上，肚脐与胸剑联合连线中点处。

5. 神阙——大补元气

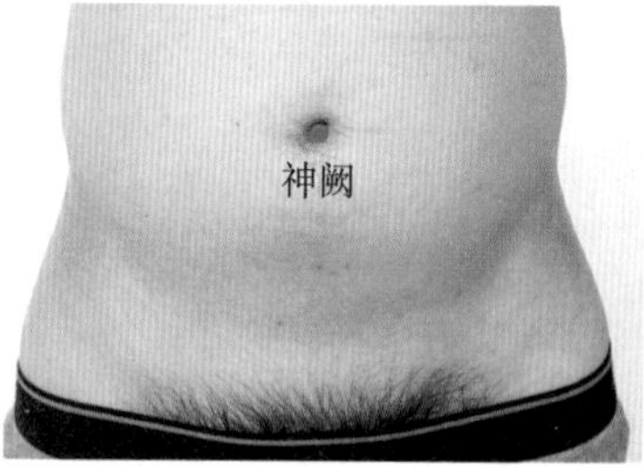

作用：补益要穴，保健要穴，大补元气。

定位：神阙穴位于肚脐的中央。

6. 关元——固本培元

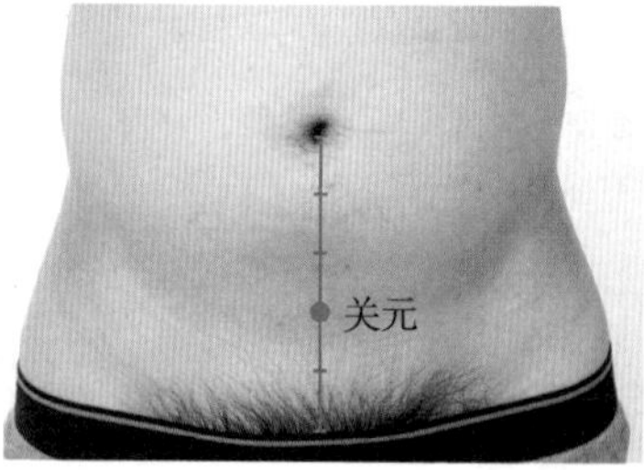

作用：固本培元，补益下焦。

定位：位于人体前正中线任脉上脐下 3 寸处。

7. 神门——补心安神

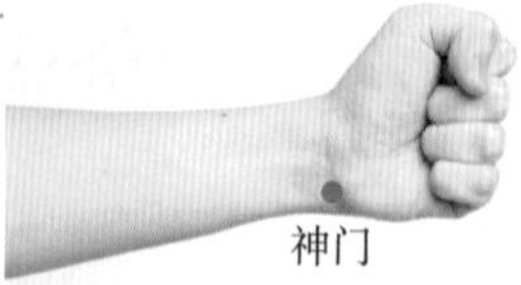

作用：补心益气，镇静心神。

定位：位于腕部，腕掌侧横纹尺侧端，尺侧腕屈肌肌腱的桡侧凹陷处。

8. 足三里——气血双补

作用：强壮要穴，既可补血也可补气。

定位：在小腿前外侧，当犊鼻下 3 寸（四横指），距胫骨前缘一横指处。

9. 三阴交——调补肝脾肾

作用：调补肝、脾、肾三脏阴虚。

定位：在小腿内侧，当足内踝尖上 3 寸，胫骨内侧缘后方。

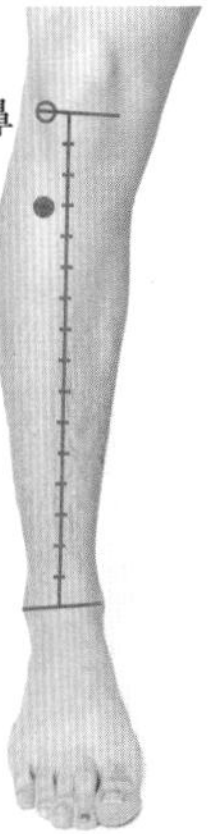

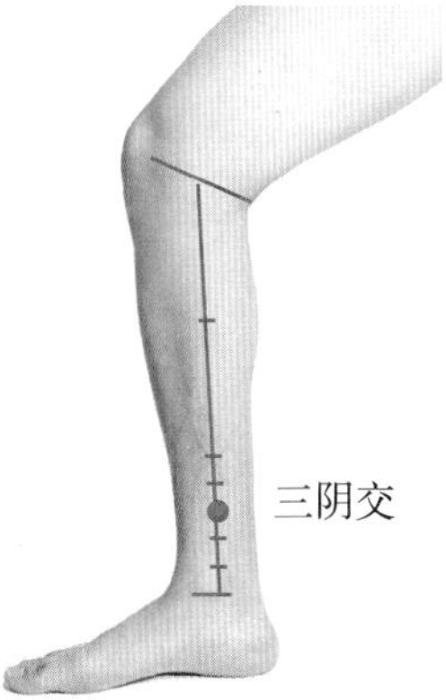

10. 太溪——强肾要穴

作用：大补肾气，补肾补精。

定位：位于足内踝与跟腱之间的凹陷处。

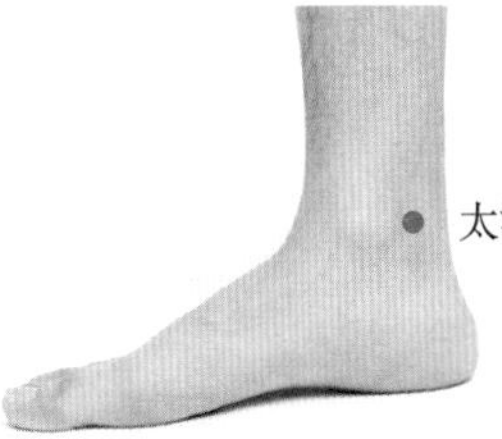

11. 血海——补血活血

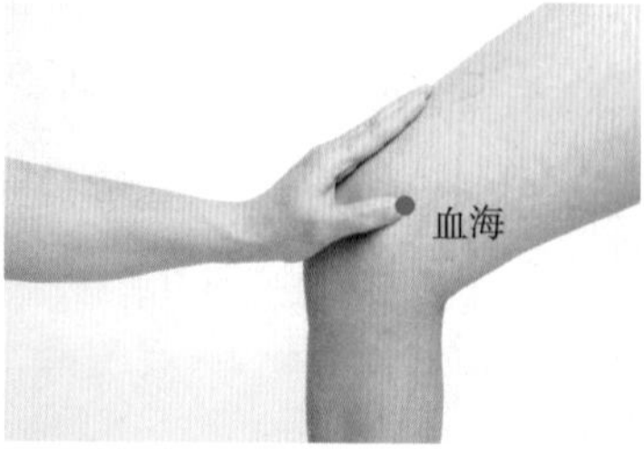

作用：既可补血，又可活血，好比当归。

定位：位于髌底内侧端上2寸，股内侧肌隆起处。

12. 尺泽——疏通肺气，养肺又护肺

作用：调理肺气，清热和中。

定位：位于肘横纹上，肱二头肌腱桡侧凹陷中。

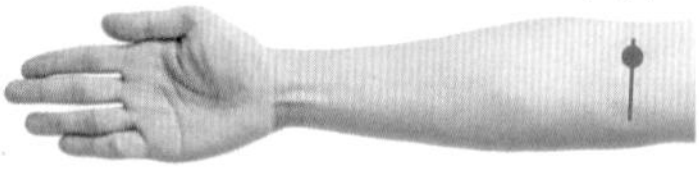

13. 犊鼻——通利膝关节

作用：消肿止痛，通经活络。

定位：在膝前部，髌骨韧带外侧凹陷中。

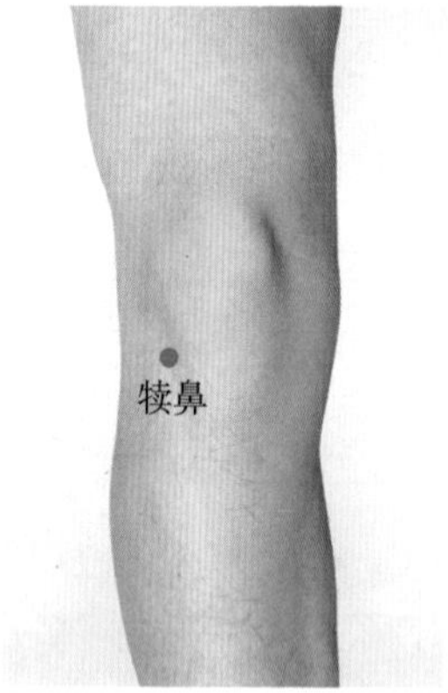

附录二

常见技法汇总

温和灸

温和灸又称温灸法，施灸前患者选取舒适体位，充分暴露施灸穴位，将艾条的一端点燃，对准腧穴或患处，距离皮肤 2~3cm 处进行熏烤，以使患者局部有温热感而无灼痛为宜。一般每穴灸 10~15 分钟，以皮肤红晕为度，施灸完成用灭艾器熄灭艾条。

扫一扫

雀啄灸

施灸前患者选取舒适体位，充分暴露施灸穴位，将艾条的一端点燃，对准腧穴或患处，距离皮肤 2~3cm 处进行熏烤，如鸟雀啄食状使艾条反复一起一落，每分钟重复约 10 次，以使患者局部有温热感而无灼痛为宜。一般每穴灸 10~15 分钟，以皮肤红晕为度。

扫一扫

回旋灸

施灸前患者选取舒适体位，充分暴露施灸穴位，将艾条的一端点燃，对准腧穴或患处，距离皮肤 2~3cm 处进行熏烤，均匀地左右移动或顺时针、逆时针往返回旋式转动施灸，适时抖落艾灰，防止灰落烫伤患者，以使患者局部有温热感而无灼痛为宜。一般每穴灸 15~30 分钟，以皮肤红晕为度。

扫一扫

刮痧

刮痧是在中医经络腧穴理论指导下，用特制的器具（牛角刮痧板、金属刮痧板等）蘸取适量凡士林、精油或身体乳在体表部位，在体表进行相应的手法刮拭，出现皮肤潮红或暗红色等出痧变化，从而达到活血祛瘀、防治疾病目的的一种外治法。

扫一扫

拔罐

拔罐疗法（一般采用闪火法）是以罐为工具，利用燃烧、挤压等方法排除罐内空气，造成负压，使罐吸附于体表特定部位（患处、穴位），产生刺激，形成局部充血或瘀血现象，从而达到防病治病、强壮身体为目的的一种治疗方法。

扫一扫